사라진 **통증**의 비밀

사라진
통증의 비밀

박승회(의학박사) 지음

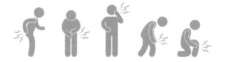

ζ 중앙생활사

벌써 15년 전 일입니다. 2010년 6월 초 고려대학교 인촌기념관에서 박승회 박사님 초청 강의를 듣던 기억이 납니다. 그러곤 6월 말에는 노인병 교과서 영문판의 공동 저자로 저와 같이 보스턴·하버드 의대를 방문하여 하버드 의대 교수들과 같이 집필한 책자 출판기념식을 하던 사진을 저는 종종 들여다보곤 합니다.

박승회 박사님은 늘 성실하고 학구적이셨습니다. 고려대학교 의과대학을 졸업하시고 우리나라 최고의 서울아산병원에서 수련 후 전문의 자격을 받으시고, 그것도 모자라 미국에 가서 내과 전문의 공부를 하고 귀국하셨습니다.

그 이후 수많은 명문대학 교수초빙 제의를 뿌리치고 지역사회에서 봉사하겠다면서 노원구에 자리를 잡으셨습니다. 후학들에게는 새롭고 정확한 지식을 공유하길 즐겨하셨고, 환자에게는 가족과 같은 마음으로 진료하시는 모습이 우리 동료 후배들에게 큰 모범이 되고 있습니다.

이번에 슬쩍 책 하나 쓰려 한다며 원고를 보여주셨는데, 많은 환자분이 아파하고 힘들어하는 통증치료, 그중에도 프롤로 치료 경험담을 담은 원고였습니다. 원고 한 장 한 장에 환자를 존중하고 사랑하는 모습과 본인의 학구적 노력이 엿보였습니다.

이 책은 박승회 박사님의 인생을 보는 것 같다는 생각을 문득 했습니다.

그렇습니다. 환자를 위한 성실과 노력, 그리고 혼신의 정열로 쓰신 글입니다.

이 책이 많은 독자의 건강에 도움이 되길 바라며 감히 추천드립니다.

- 고려대학교 의과대학 명예교수 조경환

한국 사람들은 수술을 많이 한다. 다른 나라에 비해 빠른 시간에 수술받기 쉽고 비용도 저렴한 편이기 때문이다. 비용이 많이 들어도 한국 사람의 특성상 시간이 오래 걸리는 치료 방법보다 빨리 낫기 위해 수술받는 것을 선택할 것 같다. 하지만 수술은 필수적으로 조직에 손상을 초래하게 되고 여러 가지 후유증을 동반하게 된다. 수술은 반드시 최후에 동원해야 할 치료 방법이 되어야 하는 것이다.

한국 사람들은 약 먹는 것도 싫어한다. 한약은 부작용이 없다고 믿어 거부감이 덜하지만, 의사가 처방해주는 양약은 부작용이 있다고 생각해서 장기간 약을 복용하기를 아주 싫어한다.

노인이 점점 많아지고 있는데, 노인과 현대인에게 가장 흔한 병이 요통, 관절염을 비롯한 근골격계 질병이다. 불행히도 이러한 대부분 근골격계 질환의 표준적인 치료는 수술 아니면 진통소염제의 복용이다.

저자는 이 책에서 근골격계 질병에서 수술이나 진통소염제의 장기간 복용이 아닌 질병을 극복할 새로운 패러다임을 보여준다. 새로운 치료법은 언제나 불신에 직면하고 실제로 검증이 필요하다. 저자는 환자를 제일 먼저 만나는 최전선인 1차 진료 기관에서 환자를 대면하여 얻은 경험으로 새로운 치료법에 대한 지식을 우리에게 전해준다.

"진정한 지식은 경험에서 비롯된다." 프랜시스 베이컨의 말과 같이 의학은 경험에서 시작된다. 수만 명을 치료하고 얻은 저자의 이 소중한 경험은 새로운 치료를 갈망하는 환자들에게 오아시스 같은 지식이 될 것이다. 이러한 경험이 쌓이면 후일 의학도에게 교과서 같은 지침이 될 것이다.

- 삼광의료재단 부산센터 병리과 원장 박광화

저는 고등학교 시절부터 박가정의원의 원장님을 알고 지내왔습니다. 박 원장님은 학창 시절부터 성실하고 열정적인 태도로 모든 일에 최선을 다하며 놀라운 집중력과 끈기를 보여주었으며, 이러한 면모는 지금까지도 변함없이 이어지고 있습니다.

박 원장님은 고려대학교 의과대학을 졸업한 후 미국에서 내과 전문의 과정을 밟았습니다. 특히, 그가 오랜 시간 연구하고 실천해온 '프롤로 치료'는 20년 이상의 임상 경험과 수만 건의 성공적인 치료를 바탕으로 수많은 환자에게 놀라운 치료 결과를 가져다주었습니다. 저 역시 치과의사의 직업병으로 왼팔에 극심한 통증을 겪었지만, 몇 년 전 박 원장님의 프롤로 치료를 받은 후 지금까지 건강을 유지하며 일상생활에 불편함 없이 지내고 있습니다.

박 원장님은 최근 자신의 오랜 연구와 임상 경험을 토대로 '프롤로 치료'에 대한 책을 집필했습니다. 이 책은 단순한 이론서가 아닌, 다양한 임상 경험을 바탕으로 프롤로 치료의 원리를 누구나 쉽게 이해할 수 있도록 풀어 쓴 소중한 지침서입니다.

　해외에서도 박 원장님의 프롤로 치료를 받으러 많은 환자가 찾아올 정도로 그는 우리나라에서 이 분야의 선구자이자 대가로 자리매김하고 있습니다.

　박 원장님의 성실함과 전문성 그리고 환자들을 위한 헌신적인 노력이 이 책을 통해 많은 이들에게 전해지기를 바라며 이 책을 권해드립니다.

- 치의학박사 현영근

들어가는 말―

'프롤로 치료'는 다소 생소하게 느껴질 수 있지만, 최근 유튜브와 매스컴을 통해 많은 이들에게 알려지면서 익숙해진 분들도 있을 것이다. 지금으로부터 약 20년 전 이 치료를 처음 접한 이후 지금까지 수만 명의 환자를 치료하며 어깨, 허리, 다리 등 통증 부위에 이만한 치료가 있을까 하는 생각을 여러 번 하게 되었다.

뒤돌아보면, 프롤로 치료는 환자들에게 큰 도움을 준 것은 물론, 의사로서의 자부심을 느끼게 해준 중요한 치료법이었다.

'환자는 의사에게 영원한 스승이다'라는 말을 오랜 기간 개업하며 깊이 실감하게 되었다. 처음 이 치료를 시작했을 당시에는 환자분들이 얼마나 좋아질지 혹은 나빠질지 알 수 없었다. 이 치료법이 미국에서 개발되어 유명한 미식축구 선수들이나 야구의 박○호 선수 같은 운동선수, 부상이 잦은 농구 선수들 그리고 수많은 일반인에게도 효과가 있었다는 이야기를 들었다.

하지만 내가 환자에게 주사를 놓고 그들이 어떻게 좋아지고 변화되었는지를 알 수 있었던 것은 환자들의 직접적인 증언 덕분이었다. 환자들의 이야기가 없었다면, 이러한 결과를 확인하는 것은 사실상 불가능했을 것이다.

앞으로 소개할 사례들은 그동안 치료했던 수많은 사례 중 극히 일부에 불과하며 치료 후 호전된 경우들만을 포함했다. 물론, 이 치료 후에도 별다른 호전이 없거나 결국 수술을 받게 된 경우도 있었다. 이러한 결과는 여러 가지 변수에 의해 달라질 수 있는데, 치료 자체가 효과가 없었던 경우도 있겠지만, 제대로 된 부위를 충분히 치료하지 못했거나 환자 스스로 또는 주변의 권유로 다른 치료나 수술을 선택한 경우도 많았다.

일반적으로, 반드시 수술적 치료가 필요한 경우가 아니라면 프롤로 치료의 효과는 80~90%에 이른다고 한다. 이는 저자의 주관적인 주장이 아니라, 프롤로 치료를 제대로 공부하고 숙련되게 시술하는 전문가들의 공통된 의견이다. 저자 역시 이러한 효과를 꾸준히 느껴왔으며, 치료 후 좋아져서 다시 찾아오는 환자들을 보며 그 확신이 점점 더 커졌다.

비수술적 치료가 가능한 대부분의 근골격계 질환은 프롤로 치료로 수술 없이도 호전될 수 있다. 또한, 수술 후에도 증상이 남아 있거나 수술에 실패한 경우에도 이 치료는 큰 도움을 줄 수 있다.

과거에 미국에서는 프롤로 치료를 경험한 의사들이 치료 후 환자들이 어떻게 호전되었는지를 기술한 책이 출간된 적이 있었다. 국내에서도 이미 많은 의사가 프롤로 치료를 시행하고 있는 것으로 알고 있지만, 구체적인 사례를 담아낸 책은 많지 않은 것 같다.

저자는 오랜 기간 이 치료를 해오며, 진료실에서 환자들이 들려준 생생한 경험담을 책으로 정리하고 싶다는 생각을 꾸준히 해왔다. 몇 년 전부터 유튜브 영상을 통해 이러한 이야기를 조금씩 나누고 있긴 하지만, 유튜브에서는 깊이 있는 내용을 전하기에는 한계가 있어 이 책에서는 환자들의 이야기를 있는 그대로 담아 전달하고자 했다.

이 책에 실린 사례들은 단 하나도 꾸며낸 것이 없으며, 환자들이 표현한 내용을 있는 그대로 옮겼다. 물론, 여기에는 환자 개개인의 주관적인 증언과 저자의 개인적인 소견이 함께 담겨 있다.

저자가 이 치료를 20여 년 넘게 지속할 수 있었던 원동력은 바로 환자분들의 힘이라고 생각한다. 환자들의 생생한 증언이 없었다면 이렇게 오랜 시간 동안 치료를 이어갈 수 없었을 뿐만 아니라, 이 책 역시 존재하지 못했을 것이다.

만약 신이 저자에게 "네가 의사가 되어 가장 보람되게 한 일을 한 가지만 말해봐라"라고 묻는다면, 저자는 주저 없이 이렇게 답할 것이다.

"프롤로 치료를 배우고 이를 통해 환자분들에게 도움을 드린 일입니다."

거의 매주 일요일이나 평일에도 퇴근 후에 학술 모임, 공부 모임에 참여하기 위해 가족들과 많은 시간을 같이 보내지 못하고 다정한 아빠와 남편이 되어주지 못해 가족에게 항상 미안한 마음이 든다.

이 책을 세상에서 가장 소중한 가족들과 함께 나누고 싶다. 또한 책을 준비하며 도와주시고 올바른 방향을 제시해주신 양민찬 선생님께 깊은 감사를 드리며 정성 어린 편집으로 책의 완성도를 높여주신 중앙생활사 편집부의 부장님과 과장님께도 진심으로 감사의 마음을 전하고 싶다.

이 책이 지금도 고통받는 많은 근골격계 통증 환자분들에게 조금이나마 도움이 되었으면 하는 바람이 이뤄지길 바라는 마음으로.

** 책의 초반부에는 이론적인 내용이 담겨 있다. 인대와 힘줄이란 무엇인지, 그리고 프롤로 치료란 무엇인지에 대한 기본적인 설명이 포함되어 있다. 또한, 이 치료가 어떤 원리로 작용하여 효과를 발휘하는지에 대한 내용을 다루고 있어 다소 지루하게 느껴질 수도 있다. 그러나 이러한 기초적인 부분을 이해해야만 치료 후에 어떤 변화가 나타나는지, 그리고 그 이유를 보다 잘 이해할 수 있을 것 같아 이 내용을 포함하게 되었다.

차례

1장 프롤로 치료와 첫 만남: 무엇이 특별한가

2장 두통부터 어깨 통증까지: 머리, 목, 턱관절을 위한 프롤로 치료

3장 팔과 손의 재활: 팔꿈치, 손목, 가슴을 위한 프롤로 치료

4장 하체의 재건:
허리, 골반, 다리를 위한 프롤로 치료

5장 움직임을 되찾다: 무릎과 종아리를 위한 프롤로 치료

6장 발을 살리다: 발, 발목, 발가락을 위한 프롤로 치료

7장
프롤로 치료가 통증 치료의 해답인 이유

1장

프롤로 치료와 첫 만남:
무엇이 특별한가

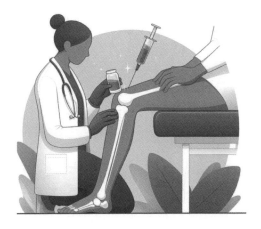

프롤로 치료는 뼈 자체가 아닌 뼈를 지지하는 인대와 힘줄에 고농도 포도당 용액을 주입해 이들을 강화하는 치료법이다. 이를 통해 손상되고 약해진 인대와 힘줄의 재생을 촉진하여 더 강력한 조직으로 변환시키는 것이다. 이와 같은 치료는 재생의학의 대표적인 예로, 손상된 조직을 재생하고 강화시키는 치료법을 재생의학(regenerative medicine)이라고 부른다.

프롤로 치료의 역사와 배경

　요즘은 유튜브와 미디어를 통해 '프롤로prolo 치료'를 접하는 사람들이 많아졌고, 실제로 이 주사를 맞아본 사람들도 상당히 늘어났다. 하지만 2000년대 초반만 해도 이 치료는 저자에게조차 생소한 분야였으며, 이를 시술하는 의사도 많지 않았다.

　병원에서 근무하다 보면 "허리가 아프다", "다리가 저리다", "어깨가 아프다", "팔이 저리다", "무릎이 아프다", "발목을 삐었는데 엑스레이x-ray는 괜찮다고 한다" 등 다양한 통증을 호소하는 환자들이 많이 찾아온다. 그러나 X-ray 검사에서 뼈에는 큰 문제가 보이지 않는 경우가 많다. 문제는 뼈가 아닌, 통증을 유발하는 다른 부위들이 있다는 것이다.

　X-ray는 뼈의 상태를 확인하는 데 유용하지만, 실제로 통증의 주요 원인은 근육, 인대 그리고 힘줄에 있다. 과거 외국의 한 실험에

서는 인체에서 뼈가 없어도 구조를 유지할 수 있는지 확인하기 위해 두 가지 상황을 비교했다. 첫 번째로, 뼈를 제거한 후 인대와 힘줄을 남겨둔 경우, 인체는 구조를 유지했다. 반면, 뼈만 남기고 인대와 힘줄을 제거한 경우, 인체는 무너지고 말았다. 이 실험 결과는 우리 몸을 지탱하는 데 뼈뿐만 아니라 인대와 힘줄의 역할이 얼마나 중요한지를 명확히 보여준다.

프롤로 치료는 이러한 인대와 힘줄의 회복을 도와 통증을 완화하고 신체를 지지하는 중요한 역할을 한다.

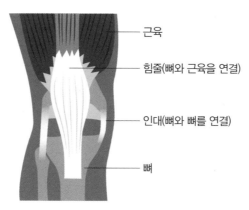

〈그림 1〉 뼈, 인대, 힘줄의 모습

프롤로 치료는 뼈 자체가 아닌 뼈를 지지하는 인대와 힘줄에 고농도 포도당 용액을 주입해 이들을 강화하는 치료법이다. 이를 통해 손상되고 약해진 인대와 힘줄의 재생을 촉진하여 더 강력한 조직으로 변환시키는 것이다. 이와 같은 치료는 재생의학의 대표적인 예로, 손상된 조직을 재생하고 강화시키는 치료법을 재생의학 regenerative medicine이라고 부른다.

프롤로 치료를 논할 때, '프롤로 치료의 선구자'로 불리는 조지 해 켓George Hackett 박사를 빼놓을 수 없다. 그는 미국 코넬 의대를 졸업 한 후 1950년대에 프롤로 치료를 개발하고 임상에 도입한 의사이 다. 외과 의사로서 많은 외상 환자들을 치료하는 과정에서 수술을 통해 회복된 환자들이 여전히 만성적인 통증과 장애를 겪고 있다는 사실을 알게 되었다.

그는 수술 후에도 지속되는 통증의 원인이 뼈의 문제가 아닌 다 른 곳에 있다는 점에 주목했다. 자세히 조사한 결과 대부분의 통증 이 '연조직', 즉 인대와 힘줄의 손상에서 비롯된다는 것을 발견하게 되었다. 이와 같은 손상은 엑스레이로는 확인이 어려웠지만 면밀한 신체검사를 통해 발견하고 구별할 수 있었다. 그러나 당시에는 손 상된 힘줄이나 인대를 치료하거나 이로 인해 발생하는 통증을 효과 적으로 완화할 방법이 알려지지 않았었다.

그는 1800년대에 탈장, 수종, 치질 등을 치료하기 위해 인체에 특 정 물질을 주입하여 병변 부위에 새로운 섬유 조직을 형성하려 했 던 치료법에 관한 연구가 있었음을 알게 되었다. 이러한 아이디어 에 착안하여, 그는 손상된 연조직인 인대와 힘줄에 이와 같은 용액 을 주입했고, 그 결과는 매우 놀라웠다. 주입된 용액은 연조직의 재 생을 촉진하며 치료 효과를 크게 높였고, 통증 완화에도 탁월한 결과를 보였다.

환자 치료를 시작한 그는 이 치료법의 효과를 과학적으로 이해하기 위해 동물 실험에 착수했다. 토끼의 뒷다리 힘줄에 다양한 물질을 주입하여 어떤 재료가 효과적인지 확인하는 실험을 진행했다. 또한 적절한 투여량을 결정하기 위해 용량을 연구하고, 주입된 물질이 세포에 어떤 변화를 일으키는지 현미경을 통해 관찰했다. 실험에서는 토끼의 반대쪽 다리 힘줄을 대조군치료하지 않은 쪽으로 사용하여 인대가 얼마나 강화되는지도 비교 연구했다.

이후 그는 이러한 연구 결과를 의학 저널에 발표하며 프롤로 치료의 과학적 기반을 알리게 되었다. 궁극적으로 그는 이 치료법을 1만 명 이상의 환자에게 적용했고, 초기에는 전체 환자 중 80%가 상태가 호전되는 성과를 보였다. 경험이 쌓이고 기술이 발전하면서 그의 의사 경력 말기에는 90%에 가까운 성공률을 기록할 정도로 치료의 효과가 더욱 확고해졌다.

해킷 박사는 자신의 지식을 구스타프 햄웰 박사Gustav A. Hemwall, MD에게 전수했다. 이후 햄웰 박사는 다양한 의학 학술대회와 프로그램을 통해 수백 명의 의사들에게 이 기법을 가르쳤으며, 이러한 노력을 통해 프롤로 치료가 오늘날까지 이어져 오게 되었다.

프롤로 치료의 원리: 통증에 답하다

정상적인 인간 세포에서 포도당 농도는 약 0.1% 수준이다. 그러나 세포 외부의 포도당 농도가 0.5% 정도로 증가하면, 세포는 단백질과 DNA 합성을 활발히 진행하고 세포 부피 증가와 증식이 촉진된다. 이 과정에서 혈소판 유래 성장인자, TGF-beta형질전환 성장인자베타, 표피 성장인자, 섬유아세포 성장인자, 인슐린 유사 성장인자, 결합조직 성장인자 등의 다양한 성장인자가 생성된다. 이러한 성장인자들은 힘줄, 인대, 연조직의 치유, 건강 유지 및 성장을 촉진하는 중요한 역할을 한다.

동물과 인간을 대상으로 한 연구에 따르면, 조직에 포도당을 주입했을 때 염증 반응을 자극하는 효과가 있음을 확인했다. 또한, 이로 인해 인대 크기 증가, 힘줄 비대, 세포외 기질과 섬유아세포의 증식이 촉진되었으며, 관절 연골 손상을 회복하여 광범위한 치유 효과를 보였다. 손상된 연골을 보호하고, 염증성 및 비염증성 기전을 통해 생물학적 효과를 나타내어 조직 회복에 기여했다.

10% 이하 농도의 포도당을 주입하면 세포와 조직의 증식을 직접적으로 자극하여 조직학적 염증 반응을 유발하지는 않는다. 그러나 포도당 농도가 10%를 넘으면 세포 외부에 삼투성 구배Osmotic gradient가 형성되어 세포가 수분을 잃고 수축탈수되면서 이로 인해 해당 부위로 성장인자와 염증성 물질들이 집중되며, 상처 치유 반응이 촉발된다.

요약하면, 인간의 세포는 원래 0.1%보다 낮은 농도의 포도당을 포함하고 있다. 그런데 실제 환자에게 치료 시 사용하는 15% 정도의 고농도 포도당이 주입되면 세포 내부와 외부 사이에 큰 삼투압 차이가 발생하게 된다. 즉, 세포 안과 밖의 포도당 농도 차이가 크게 벌어져 세포가 급격한 환경 변화를 겪게 되는 것이다.

이렇게 되면 세포 내부의 물이 고농도 포도당이 있는 세포 외부로 빠져나가면서 세포는 쪼그라들게 된다. 이 과정에서 몸은 이를 위기 상황으로 인식하고 해당 부위에 다양한 치유 세포와 물질을 보내게 된다. 그 결과, 여러 성장인자가 작용하여 시간이 지나면서 인대와 힘줄이 점차 자라고 두꺼워지며 강해지게 되는 것이다.

프롤로 치료액의 종류와 특성

    50% 농도의 포도당 수액을 희석하여 사용하는데, 관절 내부에는 25% 농도의 포도당을, 인대나 힘줄에는 15% 농도의 포도당을 사용한다. 이렇게 다른 농도를 사용하는 이유는 관절 안에는 관절액이 있어 포도당이 주입되면 농도가 자연히 희석되기 때문이다. 따라서 관절에는 25% 농도의 포도당을 사용하여 충분한 효과를 유지하도록 하고, 인대와 힘줄에는 그보다 낮은 농도에서도 재생 효과를 기대할 수 있기 때문에 15% 농도를 사용한다.

    관절에는 충격을 완화해주는 구조물인 연골이 있다. 연골은 관절 표면에 분포하여 충격을 흡수하고 관절의 원활한 움직임을 돕는다. 그러나 연골이 닳아 없어지면 관절염이 악화된다. 포도당 용액이 관절에 주입되면, 연골에 일정한 화학적 활막 제거술chemical synovectomy 효과를 발휘하여 염증을 줄이고 관절의 치유를 도울 수

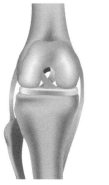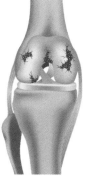

〈그림 2〉 연골이 손상된 모습

있다.

활막 제거술은 원래 관절 내막을 외과적으로 제거하는 수술을 의미한다. 포도당 고장액이 관절에 주입될 때 실제로 수술을 하는 것은 아니지만, 화학적 변화를 일으켜 관절 내부의 불필요한 조직이나 염증을 감소시키는 효과를 나타낸다. 이를 통해 관절 내 부작용을 줄이고 염증을 제어하여 환자의 통증을 완화하고 관절 기능을 개선하는 데 도움을 준다.

과거 미국에서는 프롤로 치료액으로 페놀Phenol, 소듐모루에이트 Sodium Morrhuate, 글리세린Glycerine, 덱스트로스Dextrose 등을 사용했으나, 일부 약제는 부작용을 일으킬 수 있다. 국내에서는 이러한 약제들 중 덱스트로스만 허가되어 있어 현재는 포도당만을 이용한 프롤로 치료가 시행되고 있다.

2장

두통부터 어깨 통증까지:
머리, 목, 턱관절을 위한
프롤로 치료

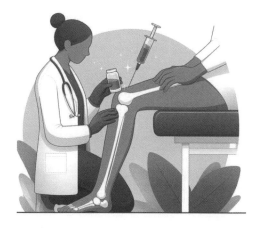

자율신경계는 의지로 조절할 수 없는 신체 기능을 담당한다. 자율신경계에 이상이 생기면 다양한 증상이 나타날 수 있는데, 대표적으로 기립성 저혈압, 소화 불량, 발기부전, 체온 조절 장애, 방광과 대장 문제, 동공 장애, 빈맥, 가슴 두근거림, 호흡 곤란 등이 있으며, 어지럼증도 그중 하나이다. 이러한 증상들은 자율신경계의 기능이 원활하지 않을 때 발생할 수 있다.

40년 된 두통과 이별한
60대 여성 이야기

2000년대 초반, 포천에서 60대 초반의 한 여성 환자가 오랜 두통으로 내원하셨다. 이분은 40년 동안 두통을 해결하기 위해 다양한 병원을 찾아다녔고, 받을 수 있는 검사는 모두 받아보았지만 어디서도 해결책을 찾지 못한 상태였다.

두통의 원인은 매우 다양하며, 여기서 세부적인 내용을 모두 다루기는 어렵다. 중요한 것은 두통이 기질적_{병적인} 원인인지, 기능적 원인인지 감별하여 큰 병과 아닌 병을 구분하는 것이다. 만약 뇌종양, 뇌수막염, 뇌졸중, 두개내압 항진, 거대세포 동맥염 등과 같은 질환이 원인이라면, 대학병원 신경과에서 이미 진단과 치료가 이루어졌을 가능성이 크다.

이분이 펜잘로 두통을 어느 정도 견딜 수 있었다는 점에서 중병이 아닐 가능성을 추측할 수 있다. 여기서 가장 흔하면서도 중요한

'경추성 두통'에 대해 말씀드리고자 한다. '경추성 두통'은 일반적으로 목에서 시작해 머리로 퍼져나가는 형태의 두통이다. 이는 흔히 목뼈로 불리는 경추의 문제에서 비롯되며, 경추의 뼈, 근육, 인대, 신경과 관련된 다양한 이상으로 인해 발생한다.

증상은 보통 날카로운 통증이 아닌 둔하고 쑤시는 듯한 통증으로, 머리가 조이듯 압박감을 느끼는 경우가 많다. 통증이 무겁게 느껴지며 한쪽 또는 양쪽에서 두통이 발생할 수 있고, 목이나 어깨 부위의 뻣뻣함을 동반하는 경우도 흔히 나타난다.

정확한 기전은 완전히 밝혀지지 않았지만, 상부 경추의 신경과 관련이 있는 것으로 추정된다. 상부 경추에는 통증과 기타 감각 정보를 뇌로 전달하는 감각신경이 풍부하게 분포되어 있으며, 이 신경들은 머리와 얼굴로 연결된 신경들과 이어져 있다. 따라서 경추에 기능적 장애가 발생하면 머리에 두통이 생길 수 있을 뿐 아니라 눈 주변, 얼굴, 뺨 부위에도 통증이 동반될 수 있다. 이러한 통증으로 인해 안과나 이비인후과에서 진료를 받기도 하지만, 원인을 찾지 못하는 경우가 많다.

경추의 기능장애가 두통을 유발하는 주요 원인 중 하나는 비정상적인 자세나 목의 위치이다. 특히 목이 어깨보다 앞으로 나가면 목과 어깨 근육에 만성적인 긴장이 생기며, 이는 경추와 어깨 주변에 통증 유발점을 형성하게 된다. 이로 인해 근육이 뭉치고 머리 부위에 압박감과 두통이 발생할 수 있다.

이런 경우 환자는 만성적인 통증에 시달리며, 해결되지 않으면 큰 병원을 찾아가기도 하지만, 여러 검사를 거친 후에도 뚜렷한 해답을 얻지 못하고 돌아오는 경우가 많다. 이러한 유형의 두통은 약물이나 물리치료로는 근본적인 해결이 어렵다. 그러나 만성 두통 환자에게 프롤로 치료는 근본적인 해결책을 제시할 수 있다.

첫째, 경추성 두통의 경우 프롤로 치료를 통해 경추의 손상되거나 약해진 인대 조직을 재생할 수 있다. 둘째, 뭉치고 짧아진 근육의 통증 유발점을 완화하여 경추의 안정성과 기능을 개선한다. 대부분의 환자들은 한 번의 치료만으로도 두통이 완화되는 효과를 느낄 수 있다. 물론 프롤로 치료 효과를 인지하는 속도는 두통의 심각성, 환자의 전반적인 건강 상태, 사용된 특정 치료 프로토콜에 따라 달라질 수 있다. 그러나 숙련된 의사가 치료를 시행할 경우, 단 1회 치료로도 두통 완화를 경험할 가능성이 높다.

일부 사람들은 수십 년 동안 지속된 통증이 단 한 번의 치료로 개선될 수 있겠냐고 의구심을 가질 수 있다. 그러나 프롤로 치료는 오랜 기간 지속된 통증도 단 1회 시술로 변화를 일으킬 수 있는 치료법이다. 환자들은 주사를 맞고 병원을 나서면서 이미 통증이 완화된 것을 느끼는 경우가 많다. 거짓말처럼 들릴 수 있지만, 이는 사실이다. 물론 목과 어깨는 매우 복잡한 부위이기 때문에, 보다 큰 개선을 위해서는 몇 주 또는 몇 달에 걸쳐 여러 차례의 치료가 필요할 수도 있다.

이 경험은 저자 개인의 주관적 의견이나 과장이 아니라, 다수의 환자를 치료해온 프롤로 의사들의 공통된 견해이다. 더욱이 프롤로 치료는 한 번만 받아도 치료한 부위에 반영구적인 개선 효과를 줄 수 있다. 다만, 프롤로 치료는 즉각적인 효과를 기대하는 빠른 치료법이 아니며, 효과가 나타나기까지는 시간이 걸릴 수 있다는 점을 유념해야 한다.

주사 직후 통증이 완화된 것처럼 느껴지는 이유는 주사에 포함된 국소마취제 때문이다. 근골격계 통증은 정확한 부위에 치료가 이루어지면 환자가 즉각적으로 호전을 감지할 수 있다. 그러나 집에 돌아가 마취 효과가 사라지면 처음에 좋아진 듯했던 느낌이 줄어들고, 주사 맞은 부위에 통증이 다시 느껴질 수 있다. 이 통증은 주사로 인한 일시적인 통증이며, 기존의 병으로 인한 통증과는 다르다. 시간이 지나면 주사로 인한 통증은 사라지고, 치료로 강화된 인대만이 남게 된다. 포천에서 오신 이 환자분의 긍정적인 피드백은 프롤로 치료를 처음 접했던 저자에게 큰 신뢰와 자신감을 심어주는 계기가 되었다.

"두통 때문에 40년 동안 달고 살았던 펜잘을 다 버렸어요!"

6개 대학병원에서도 해결 못한
어지럼증 어떻게 사라졌나?

2005년, 70대 어르신이 어지럼증을 호소하며 내원하셨다. 이분은 서울아산병원, 서울대병원, 세브란스병원 등 유명한 대학병원 6곳을 찾아 신경과와 이비인후과에서 다양한 검사를 받으나 "원인을 모르겠다"는 답변만 받으셨다 했다. 결국 치료되지 않은 상태로 소개를 통해 찾아오셨다.

이 어르신의 어지럼증은 목에서 기인한 것으로, 이른바 '경추성 현훈'이었다. '경추성 현훈'에 대한 자세한 설명은 뒤쪽에 소개된, "반복된 어지럼증으로 쓰러졌던 환자, 이제는 쓰러지지 않아"의 50대 중반 여성의 사례에서 다루고 있으니, 책을 계속 읽으면 더 깊이 이해할 수 있을 것이다.

경추성 현훈은 자율신경 장애와 밀접한 관련이 있으며, 목의 인대, 근육, 신경 등의 문제로 인해 자율신경계가 비정상적으로 작동하면서 발생한다. 이로 인해 어지럼증을 비롯한 다양한 증상이 나타날 수 있다.

잘못된 자세나 장시간 같은 자세로 앉아 있기, 외상예: 교통사고나 스포츠 손상, 과로, 스트레스 등이 지속되면 근육 긴장이 증가하고, 인대에도 부담이 가해져 신경이 압박될 수 있다. 이때 경추의 인대와 근육이 압박되거나 손상되면 경추신경 장애가 발생하며, 자율신경계 기능이 저하되어 어지럼증이 나타날 수 있다. 이 어르신의 경우 어지럼증과 함께 두통, 목 통증, 어깨 통증이 동반되었고, 4회에 걸친 치료 후 더 이상 내원하지 않으셨다.

2년 후, 한 남성분이 허리 통증으로 내원하셨는데, 소개해주신 분은 다름 아닌 그의 장인이셨다. 장인어른께서 이제 더 이상 어지럼증이 없어졌고, 본인도 치료를 받아보라며 추천하셨다고 한다.

대학병원에서도 해결되지 않는 어지럼증이라면, 숙련된 프롤로 전문가를 찾아보길 권한다.

끊임없이 나던 목의 '뚝' 소리,
조용해진 사연

목을 움직일 때 '두두둑' 하고 나는 소리는 많은 사람이 경험해본 적이 있을 것이다. 어떤 분들은 이 소리를 즐기기도 하고, 소리가 나면 시원하다고 느끼기도 한다. 하지만 이렇게 목에서 소리가 나는 것이 과연 정상일까?

사실 목에서 나는 소리는 인대 손상과 관련이 있을 수 있다. 인대는 뼈와 뼈를 연결하고 관절의 안정성을 유지하는 강력한 조직 밴드이다. 인대가 긴장되거나 염좌가 발생하면 통증과 부종이 생기고, 운동 범위가 줄어들게 된다. 이때 목을 움직일 때 '펑' 하는 소리나 갈라지는 소리가 들릴 수 있으며, 이는 인대 손상을 나타내는 신호일 수 있다.

목의 인대 손상을 예방하기 위해서는 올바른 자세와 근육의 긴장 완화가 중요하다. 우선 잠깐 일어서서 벽에 등을 기대고 머리도 벽에 기대어 보라. 이때 귀와 어깨선이 일직선을 이루도록 하여 자연스럽게 올바른 자세를 잡을 수 있다. 이 자세를 기억한 상태로 벽에서 걸어 나오고, 걸을 때에도 귀와 어깨가 일직선이 되도록 유지하며 걷는 것이 좋다.

좀 더 자연스러운 자세를 위해서는 고개를 약간 치켜들어 보는 것도 좋다. 걸을 때는 턱을 15° 정도 올려 콧구멍이 보이지 않을 정도로 유지해보고 또한 양쪽 날개뼈_{견갑골}가 서로 붙을 정도로 가슴을 활짝 펴고 걷는 것이 좋다.

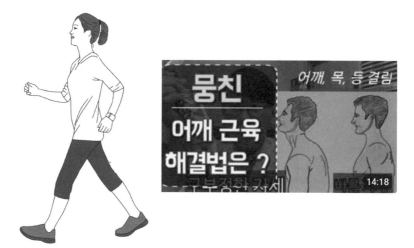

〈그림 3〉 올바른 자세의 예시

목의 인대 손상을 예방하려면 이런 올바른 자세 유지가 필수적이다. 규칙적인 운동과 더불어 무거운 가방을 한쪽 어깨로만 매거나, 목에 맞지 않는 베개를 사용하는 등 목에 과도한 스트레스를 유발할 수 있는 습관을 피해야 한다. 목의 긴장을 줄이고 편안한 수면을 위해서는 적절한 높이의 베개를 사용하는 것이 중요하다.

그럼에도 불구하고, 목에서 나는 소리염발음는 베개 조정이나 도수 요법, 물리치료만으로는 해결되지 않을 수 있다. 이는 인대의 약화라는 근본적인 문제가 동반되어 있기 때문이다. 실제로 위의 환자도 목 진찰을 통해 인대 문제를 발견하여 치료를 받았고, 그 결과 목에서 나는 소리가 사라졌을 뿐 아니라 통증에서도 해방될 수 있었다.

반복된 어지럼증으로 쓰러졌던 환자, 이제는 쓰러지지 않아

　50대 중반의 여성 환자분이 더는 견딜 수 없다는 심정으로 병원을 찾았다. 과거에도 어지럼증으로 몇 차례 어려움을 겪었지만, 이번처럼 여러 번 쓰러진 것은 처음이었다. 어지럼증과 함께 발생한 낙상이 반복된 것이다. 아직 활발히 활동할 수 있는 나이임에도 불구하고, 갑작스러운 쓰러짐은 그녀의 일상에 큰 영향을 미쳤다.

　환자분은 문제의 원인을 찾기 위해 대학병원 응급실에서 뇌 MRI, 각종 혈액 검사, 기립 경사 검사 등 다양한 검사를 받았지만 모두 정상이라는 결과만 들었을 뿐이었다. 다른 원인을 찾고자 여기서 치료 방법이 있을지 궁금해하며 찾아오신 것이다.

　어지럼증과 함께 낙상이 동반된다면 먼저 심장 문제나 신경계 문제를 의심해봐야 한다. 그러나 이 환자분의 경우, 심장 검사와 뇌 및 신경 검사 모두 정상으로 나타났다. 대학병원 검사에서 이상이 없다고 해도, 증상이 계속된다면 반드시 자율신경계 장애 여부를 확인해야 한다. 자율신경계의 기능 장애는 어지럼증과 낙상 같은 증상을 유발할 수 있기 때문에 이를 놓치지 않는 것이 중요하다.

자율신경계에 대해 설명하기 전에, 신경계의 구조를 먼저 이해하는 것이 중요하다. 우리 몸의 신경계는 중추신경계뇌와 척수와 말초신경계로 나뉜다. 자율신경계는 이 말초신경계의 일부로, 중앙에서 직접 조절하기보다는 전신에 분포하여 장기, 심장, 분비샘 등의 기능을 통제한다. 자율신경계는 우리 몸의 환경을 일정하게 유지하는 역할을 하며, 교감신경과 부교감신경으로 나뉘어 심장박동수, 혈압, 소화 기능, 체온 조절 등 다양한 기능을 조절한다.

자율신경계는 의지로 조절할 수 없는 신체 기능을 담당한다. 자율신경계에 이상이 생기면 다양한 증상이 나타날 수 있는데, 대표적으로 기립성 저혈압, 소화불량, 발기부전, 체온 조절 장애, 방광과 대장 문제, 동공 장애, 빈맥, 가슴 두근거림, 호흡 곤란 등이 있으며, 어지럼증도 그중 하나이다. 이러한 증상들은 자율신경계의 기능이 원활하지 않을 때 발생할 수 있다.

자율신경 장애가 특히 문제가 되는 부분 중 하나가 경추, 즉 목 부위이다. 이 환자의 경우에도 경추의 불안정성이 자율신경계 장애와 관련이 있었다. 경추 부위의 근육과 인대가 불안정해지면 자율신경계에 영향을 미쳐 어지럼증과 낙상 같은 증상이 나타날 수 있다.

목에는 균형과 방향을 유지하는 데 중요한 다양한 구조경추 고유 시스템가 포함되어 있으며 이는 신체의 균형을 조절하고 위치를 인식하는 데 도움을 준다. 또한 경추 고유 수용 시스템은 목과 머리의 위치와 움직임에 대한 감각 피드백을 뇌에 제공하여 신체의 자세와 균형을 유지하는 데 중요한 역할을 한다. 이 구조들은 모두 안정적인 균형 감각을 유지하는 데 필수적이다.

목의 인대가 약해지거나 손상되면 이러한 균형 관련 구조들이 불안정해지면서 뇌에 이상 신호를 보내게 된다. 이로 인해 혈압과 심박수 같은 불수의적 기능을 조절하는 자율신경계에 영향을 미칠 수 있다. 결국, 자율신경계의 이상은 어지럼증, 불규칙한 심박수, 혈압 변화 등 다양한 증상으로 나타날 수 있으며, 이는 일상생활에 큰 불편을 줄 수 있다.

이로 인해 어지럼증, 현기증, 균형 장애 등의 증상이 나타나며, 낙상의 위험이 높아질 수 있다. 자율신경 장애는 때로 메스꺼움, 발한, 홍조와 같은 증상도 유발할 수 있다. 프롤로 치료는 이러한 자율신경계 장애가 동반된 경우 경추척추 부위의 인대 불안정성을 개선하여 신경을 안정화하는 데 도움을 준다.

경추가 머리에 어떤 영향을 미치는지에 대한 자세한 내용은 다음 내용을 참고하면 이해에 도움이 될 것이다.

경추목 척추도 허리처럼 자연스러운 C자 커브를 유지해야 한다. 이는 귀와 어깨가 일직선이 되거나 고개를 약간 들어 올렸을 때 유지되며, 이때 머리의 무게는 5kg56쪽 〈그림 7〉 참고 정도이다. 하지만 머리를 앞으로 내밀어 경추가 일자로 변형된 상태, 즉 거북목 증후군이 발생하면 머리의 무게가 20kg 이상으로 증가하게 된다. 이렇게 머리 무게가 증가하면 경추 디스크에 가해지는 압력이 커져 디스크가 탈출할 위험이 높아진다. 목 디스크가 탈출하면 목덜미의 통증이 머리 뒤쪽에서 눈 주변으로까지 퍼질 수 있으며, 팔과 손끝이 저리거나 당기는 증상도 나타날 수 있다. 심한 경우에는 팔다리에 마비 증상이 생길 수도 있다.

이와 같이 바른 자세로 목과 머리를 유지하는 것은 매우 중요하며, 이를 통해 목과 척추의 건강을 지킬 수 있다. 그러나 실제로는 무의식적으로 고개가 앞으로 숙여진 자신을 발견하는 경우가 많다. 이러한 습관을 바로잡기 위해 의식적으로 바른 자세를 유지하고, 자주 자세를 점검하며, 규칙적으로 스트레칭을 해주는 것이 필요하다.

프롤로 치료를 통해 인대가 강화되고 신경이 안정되면 증상이 현저히 개선될 수 있다. 이 환자분도 프롤로 치료 후 쓰러지는 일이 사라졌고, 어지럼증이 이전처럼 심하지 않으며, 숙면을 취할 수 있게 되었다고 한다. 시간이 지나면서 경추 인대가 더욱 강화되어 지속적으로 좋은 결과를 얻을 것으로 기대된다.

재발의 공포에서 벗어난
만성 어깨 아탈구

40대 남성 환자가 반복적인 어깨 탈구 증상으로 내원했다. 과거에 넘어지면서 손으로 땅을 짚는 과정에서 어깨가 탈구된 경험이 있고, 그 이후로 어깨가 자주 빠지는 현상이 나타났다고 했다. 이환자는 완전한 탈구가 아닌 불완전 탈구를 겪고 있으며, 이러한 경우 많은 환자가 스스로 어깨를 원래 위치로 돌려놓는 방법을 익히

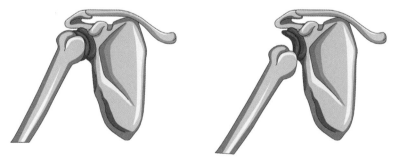

〈그림 4〉 정상 어깨(좌)와 아탈구된 어깨(우)의 엑스레이

게 된다. 특히 이 환자의 경우 어깨가 주로 앞쪽으로 빠지는 전방성 아탈구 증상을 보이고 있었다.

'탈구'라는 용어가 생소할 수 있지만, 어깨 관절은 매우 복잡한 구조를 가지고 있어 근육, 인대, 힘줄이 지지하지 않으면 불안정해지기 쉬운 관절이다. 우리 몸에서 어깨 관절은 가장 다양한 방향으로 움직일 수 있어 등을 긁거나 머리를 감는 동작부터 야구나 농구 같은 스포츠 활동까지 가능하게 한다. 하지만 어깨 관절은 움직임의 범위가 큰 만큼 상대적으로 불안정한 특징을 지닌다. 근육, 인대, 힘줄로만 지지되기 때문에 이를 둘러싼 조직들이 충분히 튼튼하지 않으면 어깨가 빠질 위험이 커진다.

어깨 관절에 인대가 파열될 정도로 강한 외력이 가해지면 (아)탈구가 발생한다. 하지만 때로는 과도한 어깨 사용이나 관절막과 인대의 전반적인 이완으로 인해 큰 외력이 없어도 탈구가 생길 수 있다. 관절이 이렇게 부분적으로 (아)탈구되거나 제자리에 있지 않고 불안정하게 움직이면, 어깨에 통증과 쇠약감, 불안정성을 유발할 수 있다.

이 환자도 어깨가 자주 빠져서 프롤로 치료로 도움이 될 수 있을지 궁금해 찾아오셨다. 이처럼 (아)탈구가 반복되는 경우에는 회전근개 인대와 힘줄 손상이 동반되는 경우가 많다. 초음파 검사를 통해 확인해보니, 상완 인대를 포함한 여러 부위에서 인대 손상이 관찰되었다. 이에 따라 프롤로 치료를 통해 인대와 힘줄의 조직 회복과 성장을 촉진하는 방법을 시도했다.

프롤로 치료는 수술적 치료가 실패했거나 권장되지 않는 경우에도 사용할 수 있는 어깨 탈구 치료법이다. 연구에 따르면, 프롤로 치료 후 회전근개 손상 환자에게서 통증이 감소하고 운동 범위가 개선되는 등 긍정적인 결과가 보고되고 있다. 포도당 주사액을 손상된 부위에 주입하여 조직을 강화하는 방식으로, 이 치료법은 수술이 필요 없고 회복 시간이 짧으며 부작용이 적어 어깨 아탈구 치료에 효과적일 수 있다.

수년 후, 다른 문제로 내원한 환자에게 그동안 어깨 상태는 어떠셨는지 여쭤보았다. 환자는 "아! 그때 한 번 치료받고 나서 어깨가 빠진 적이 없었어요"라고 답했다. 듣는 필자도 신기할 따름이었다.

극심한 어깨 통증(오십견) 극복하고
수영의 즐거움 되찾다

50대 중반의 사업가가 어깨 통증으로 내원하셨다. 환자는 평소 즐겨하던 수영을 어깨 통증 때문에 지속하기 어려워 고민 끝에 병원을 찾으셨다. 진단 결과, 환자의 어깨 통증 원인은 흔히 '오십견'으로 알려진 유착성 관절낭염으로 확인되었다.

이름에서 알 수 있듯이 오십견은 50대에 많이 발생하는 것으로 알려져 있지만, 실제로는 30대부터 70대까지 다양한 연령대에서 나타날 수 있는 대표적인 어깨 통증 질환이다. 가장 흔한 증상은 어깨가 마음대로 잘 움직이지 않는 것이다.

오십견이 진행되면 어깨 관절이 굳어져 팔을 드는 것조차 힘들어지고, 손이 뒤로 잘 가지 않아 등이 가려워도 긁을 수 없다. 특히 여성의 경우, 브래지어를 착용할 때 뒤로 손을 돌리지 못해 앞으로 돌려 착용해야 하며, 옷을 입고 벗는 일도 고통스럽다. 밤에도 아픈 어깨 때문에 잠을 설칠 수 있고, 팔을 어떤 방향으로 움직이든 통증이 느껴진다. 심지어 주변 사람이 팔을 움직이도록 도와주려 해도 어깨가 굳어 있어 움직이지 않고 통증만 심해진다. 상태가 매우 심각한 환자는 화장실에서 뒤처리조차 어려울 정도로 고통을 겪는다.

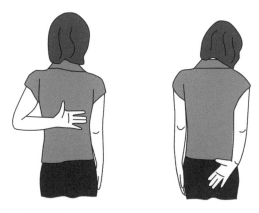

〈그림 5〉 오십견이 없는 정상적인 사람(좌)과 오십견 환자(우)

오십견은 정확한 원인을 알기 어렵고, 특히 당뇨나 갑상샘 질환이 있는 경우 발생 확률이 더 높다고 한다. 이 병이 힘든 이유는 증상이 쉽게 사라지지 않기 때문이다. 문헌에 따르면 오십견 증상은 대개 2년 정도 지나야 개선되며, 짧게는 18개월 내에 회복되기도 하지만, 3년 이상 지속되는 경우도 있다고 보고되고 있다.

이 정도로 고통스러운 증상을 겪다 보면, 환자들은 어깨 수술이 필요한 게 아닐까 생각하게 된다. 그러나 몇 차례 치료만으로도 어깨가 회복되면, 의사는 명의 소리를 듣게 된다. 사실 오십견은 비수술적 치료법으로도 대부분 충분히 좋은 효과를 볼 수 있는 질환이다.

어깨의 해부학을 충분히 이해하고 시술 경험이 풍부하다면 어깨는 치료에 상당한 효과를 기대할 수 있는 관절이다. 밤잠을 설칠 정도로 고통받던 환자가 수영까지 할 수 있게 된 것은 통증에서 벗어나 회복되었음을 보여준다. 프롤로 치료는 손상된 조직에 성장인자를 주입해 조직의 재생과 강화를 촉진하여 인대와 힘줄을 근본적으로 치료하는 방법이다.

최근 미국에서 발표된 연구에 따르면, 프롤로 치료는 만성 어깨 통증 치료에 효과적인 것으로 입증되었다. 특히 오십견 환자에게 물리치료와 프롤로 치료를 병행한 그룹에서, "프롤로 치료는 어깨 관절 주변 인대와 힘줄에 포도당 주사액을 주입하여 통증과 기능 장애를 개선하고, 조직 회복과 강도를 높이며 운동 가동 범위ROM: range of motion 또한 증가시킨다"라고 보고되었다.

턱관절 통증 해결되고
먹는 즐거움을 되찾은 20대

20대 중반의 남성 환자가 턱에서 나는 소리와 씹을 때 느껴지는 통증으로 내원했다. 이는 흔히 '턱관절 증후군'으로 불리는 질환이 의심되었다. 턱관절은 귓구멍 바로 앞에 위치한 작은 관절로, 손가락을 귓구멍 앞쪽에 대고 턱을 벌리면 손끝이 움푹 들어가는 부분이 바로 이 관절이다. 몇 번 입을 벌리고 닫아 보면 관절이 움직이는 것을 직접 느낄 수 있다.

턱관절 증후군은 여러 요인으로 인해 턱관절 기능에 이상이 생긴 상태를 말하며, 턱관절과 주변 근육에 발생하는 질환이다. 턱관절은 턱뼈와 머리뼈_{두개골}를 연결하는 부위로, 말하기, 씹기, 삼키기, 하품하기 등 입을 여닫는 모든 활동에 관여하는 관절이다.

이 부위에 문제가 생기면 일상생활에 여러 불편한 증상이 나타나며, 대표적인 증상은 통증이다. 음식을 씹거나 하품할 때 아프고 입을 열 때 턱에서 소리가 나거나 입이 충분히 벌어지지 않는 등의 불편함이 발생한다. 또한, 턱을 움직이는 것이 불편해져 음식을 씹는 것조차 어려워질 수 있다.

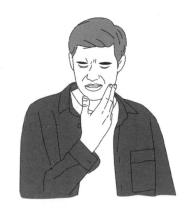

<그림 6> 턱관절 증후군

턱관절의 기능은 우리가 상상하는 것보다 훨씬 복잡하고 다양하다. 턱관절은 귀와 귀 주위 근육과도 연결되어 있어 턱관절에 문제가 생기면 두통, 연하곤란삼키기 어려움, 이명, 귀 통증과 같은 증상이 나타날 수 있다. 또한, 턱관절은 목, 어깨, 등, 엉덩이, 무릎 등 다른 관절들과도 상호작용을 하며, 이들 부위의 문제가 턱관절에 영향을 미치거나 그 반대의 상황이 발생할 수 있다.

턱관절 증후군의 원인으로는 턱관절 부상이나 충격, 이를 갈거나 꽉 무는 습관, 한쪽으로 씹는 습관, 질기거나 단단한 음식을 자주 섭취하는 경우, 치아 불균형, 스트레스, 관절염, 유전적 요인 등이 있다.

턱관절 관련 문제들은 대개 뼈 자체보다는 주변의 근육, 인대, 힘줄 문제로 인해 발생한다. 턱을 움직일 때 근육이 수축하면서 힘줄을 당기고 하악골이 움직이게 되는데, 이 과정에서 근육과 힘줄이 긴장되거나 염증이 생기면 관절에 통증과 기능 장애가 나타날 수 있다. 관절이 불안정해지면 더 큰 통증과 심각한 기능 장애를 초래할 수 있다.

턱관절 증후군 치료는 대개 이비인후과나 치과에서 진행되지만, 이 환자분은 기존 치료로 호전이 없어 내원하셨다. 신체검사를 해보면, 이러한 환자들은 입을 여닫을 때 관절에서 소리가 나거나 턱이 잘 벌어지지 않는 경우가 많다. 프롤로 치료는 이러한 턱관절 문제를 해결하기 위해, 관절강 내부와 주변 인대 및 근육 문제를 개선하는 데 효과적인 치료법이다.

이러한 환자에게 수술적 치료는 프롤로 치료를 포함한 모든 비수술적 방법이 효과가 없을 때 고려해야 한다. 종양 등의 문제가 동반되어 절대적으로 수술이 필요한 경우를 제외하면, 우선 비수술적 치료를 시도해보는 것이 권장된다.

최근 발표된 논문에 따르면, 프롤로 치료를 받은 턱관절 증후군 환자의 대부분에서 통증이 감소한 것으로 나타났다. 이 치료는 관절의 안정성과 운동 범위입 벌림를 개선하는 효과가 있어 효과적인 치료법이라는 결론이 제시되었다. 프롤로 치료는 안전하고 경제적이며 이환율을 최소화하는 간편한 시술로, 1차 치료 옵션이 될 수 있다고 평가되었다.

이 환자는 외래에 5회 방문하여 관절 내 주사와 주변 조직 치료를 받았고, 마지막 치료 시에는 턱에서 나던 소리와 통증이 모두 사라졌다고 보고했다. 앞으로는 딱딱한 음식이나 껌 씹기를 피하도록 안내했다.

고통스러웠던 이명,
치료 후 찾아온 고요한 평화

　고양시에 거주하는 40대 여성 환자분은 진료실에 들어서자마자 이명 증상으로 내원한 이유를 설명하셨다. "저는 단순한 이명이 아닌 '뇌명_{뇌에서 소리가 나는 듯한 지속적인 이명}'으로 고통받고 있어요. 소리가 24시간 내내 들려와서 잠을 잘 때조차 사라지지 않아요. 마치 뇌 안에서 소리가 나는 것 같습니다. 이 고통을 해결하기 위해 안 가본 병원이 없을 정도로 여러 곳을 다녔지만, 여전히 효과를 보지 못했어요. 여기를 마지막 희망이라 생각하고 왔으니 꼭 도움을 받고 싶습니다."

　'뇌명'이라는 용어는 의학적으로 익숙하지 않지만, 이분의 고통이 얼마나 심했는지 충분히 짐작하게 한다. 한의학에서는 이와 비슷한 증상을 '두명' 또는 '천백의'라고 부르기도 하지만, 이분은 이명으로 인한 고통이 머릿속 깊숙이 울려 퍼지는 듯한 느낌 때문에 '뇌명'이라는 표현을 직접 붙이셨을 정도로 괴로워하셨을 것이다. 이 독특한 표현만으로도 이명이 그분의 일상에 얼마나 큰 영향을 미쳤는지, 그 절박함이 절로 전해졌다.

이명[1]이란 무엇인가? 이명의 사전적 정의를 보면 '외부에서의 소리 자극 없이 귓속 또는 머릿속에서 들리는 이상 음감'을 말한다. 즉, 외부로부터의 청각적인 자극이 없는 상황에서 소리가 들린다고 느끼는 상태이다. 완전히 방음이 된 조용한 방에서는 모든 사람의 약 95%가 20dB데시벨 이하의 이명을 느낀다. 이는 임상적으로 이명이라고 하지 않으며, '자신을 괴롭히는 정도의 잡음이 느껴질 때를 이명이라고 한다'라고 설명되어 있다.

외부 소리 자극이 없는데도 귓속 또는 머릿속에서 본인만이 느끼는 소리로, 이명은 '삐--', '윙윙--' 혹은 '웅웅' 같은 매미 소리나 기계 소리 같은 아무 의미 없는 소음이다. 본인은 괴로워도 옆의 사람들은 소리를 듣거나 느낄 수 없다. 이명은 뇌에서 느끼는 하나의 증상이다.

이처럼 이명으로 고통받는 환자들은 보통 이비인후과나 신경과를 방문해 원인을 찾으려 한다. 하지만 여기서 여러 검사를 받고, MRI 촬영까지 해도 특별한 이상이 발견되지 않는 경우가 많다. 이

---

1) 네이버 지식 백과 참조.

때부터 환자들은 극심한 답답함을 느끼기 시작한다. 검사를 통해 원인이 드러나지 않으면 종종 스트레스, 불안, 우울증 같은 정신적 요인을 의심하게 되며, 결국 정신과 진료를 권유받거나 스스로 찾는 경우도 생긴다.

내원 당시 이분은 피로와 두통이 지속되고, "한쪽 귀에서 점점 심해지는 소리가 들린다. 특히 밤이 되면 소리가 더 심해져 잠을 제대로 이루지 못하고, 기계 소리 같은 음이 귀에 맴도는 듯하다. 또한, 어지럼증이 동반된다"라고 하셨다.

검사에서 이상이 나타나지 않는다면, 정말 병이 없는 것일까? 꼭 그렇지만은 않다. 실제로 경추 질환을 치료했을 때 이명 증상이 호전되는 사례가 보고되고 있다. 경추 불안정성을 치료하면 이명을 완화할 수 있다는 관점은 오랜 기간 동안 여러 연구자와 임상 의사들이 주목해온 주제였다. 경추가 불안정할 경우, 주변 신경이나 혈관에 영향을 미쳐 이명을 비롯한 다양한 증상을 유발할 수 있기 때문에 경추의 상태를 점검하고 적절히 치료하는 것이 도움이 될 수 있다.

이명 환자 그룹을 대상으로 경추 신경 치료를 실시한 결과, 상당수의 환자들이 이명 증상의 감소를 경험했다고 보고되었다. 특히, 대부분의 환자들이 치료 후 이명이 완화되었다고 느꼈으며, 그 효과는 치료 후 8개월이 지난 시점에도 지속적으로 긍정적인 결과를 보였다. 이는 경추 신경 치료가 이명 완화에 실질적인 도움이 될 수 있음을 시사한다.

경추와 이명이 왜 연관이 있는지 이해하기 위해, 먼저 이명과 머리 기울기 간의 상관관계를 살펴볼 필요가 있다. 연구에 따르면, 머리 기울기가 증가할수록 이명의 강도가 높아진다는 결과가 나타났다. 고개를 더 깊이 숙일수록 이명이 심해지는 현상이 실험을 통해 재현된 것이다. 이 상관관계는 경추의 위치와 이명 간의 연결 고리를 이해하는 데 중요한 단서를 제공한다.

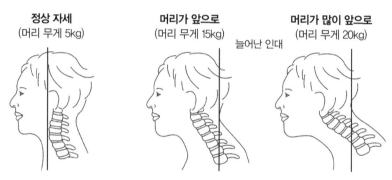

〈그림 7〉 머리 기울기와 이명 강도의 상관관계

경추를 지지하는 경추 인대는 경추 신경을 보호하는 중요한 역할을 한다. 하지만 인대가 불안정해지면, 경추를 지탱하는 부담이 근육으로 넘어가면서 근육의 긴장이 증가하게 된다. 특히 상부 경추 근육의 긴장은 중추신경계에 광범위한 변화를 일으킬 수 있다. 이로 인해 자율신경계, 심혈관 기능, 전정계를 담당하는 부위에도 영향을 미치며, 결과적으로 이명이 발생할 가능성이 높아진다.

장시간 스마트폰이나 노트북을 사용할 때 고개를 숙이고 목을 굽히는 자세, 등이 둥글게 굽고 턱이 앞으로 나오는 자세, 그리고 잘못된 운전 자세는 모두 경추에 큰 부담을 준다. 이러한 자세들이 반복되면 경추 인대가 약화되고, 경추를 지탱하는 근육이 긴장되면서 뭉치게 된다. 이로 인해 경추 주변 신경에 영향을 미쳐 자율신경과 전정계의 기능을 교란할 수 있으며, 이명이 발생할 가능성을 높이는 요인으로 작용할 수 있다.

목과 머리의 문제를 해결하는 데 프롤로 치료를 활용하는 것을 뒷받침하는 연구들은 수십 년간 축적되어왔다. 프롤로 치료는 약해진 인대를 정상적으로 회복시키고 경추의 불안정성을 교정하는 방법으로 추천된다. 특히 경추 인대에 프롤로 치료를 시행하면 해당 부위의 근육 긴장이 완화되고, 손상된 조직이 점차 복구되는 효과를 보인다.

프롤로 치료를 통해 인대 강도가 증가하면, 시간이 지나면서 원래의 인대보다 더 강력한 새로운 인대가 형성될 수 있다. 그 결과 경추의 안정성이 크게 향상된다.

이러한 치료의 효과로 이 40대 여성 환자분은 단 1회 프롤로 치료만으로도 이명 증상이 개선되었다. 1년 후 전화로 상태를 확인했을 때, 그녀는 "이제 하루 종일 괴롭히던 '뇌명'이 사라진 것 같아요. 요즘은 뇌명을 거의 느끼지 않고 지내고 있고, 많이 좋아졌습니다"라며 만족스러운 결과를 전해주었다.

며칠 전 내원한 60대 여성분도 이비인후과와 신경과에서 다양한 검사를 받고 약물치료를 시도했지만, 이명이 해결되지 않아 고민이 깊었다. 이분께 경추성 이명의 개념을 설명드리고, 프롤로 치료와 함께 어깨와 목 부위의 통증 유발점을 풀어드렸는데 치료 후 나가시면서 "벌써 이명이 줄어든 것 같아요"라고 말씀하셨다. 이분 역시 귀에서 나는 시끄러운 소리로 인해 일상생활에 어려움을 겪으셨고, 특히 직장인 우체국 업무에도 큰 지장을 받고 계셨던 분이었다.

근육과 인대 문제로 발생한 이명을 치료하면, 환자들은 진료실에서 즉각적인 증상 호전을 경험할 수 있다. 특히 상부 승모근, 흉쇄유돌근, 견갑거근 그리고 상부 경추 부위에 집중한 치료가 바로 효과를 발휘한 것으로 추정된다. 이러한 부위의 근육과 인대에 대한 접근이 이명 증상 개선에 중요한 역할을 했을 가능성이 크다.

어지럼증, 알고 보니 목이 문제?
경추성 현훈(어지럼증)이란

어지럼증의 원인은 매우 다양하다. 대학병원
의 신경과나 이비인후과를 찾는 이유 중 하나
는 중요한 청신경종양일종의 뇌종양이나 그 외의
큰 병을 놓치지 않기 위함이다. 어지럼증 증상으로 병원을 방문하
면, 이러한 중요한 원인을 확인하기 위해 다양한 검사를 받게 되는
경우가 많다.

어지럼증이란 주변이 빙빙 도는 듯한 느낌이나 몸이 휘청거리는
감각을 말한다. 이로 인해 똑바로 서거나 걷는 것이 어려워지며, 마
치 체한 것처럼 속이 울렁거리거나 심한 경우 구토를 하기도 한다.
어지럼증의 원인은 매우 다양하지만, 대부분은 평형을 담당하는 전
정기관의 이상으로 인해 발생한다.

어지럼증이 발생하면 먼저 이비인후과나 신경과에서 진찰을 받

아보는 것이 중요하다. 이를 통해 중추성 현훈뇌에서 발생하는 어지럼증으로, 다소 심각할 수 있음과 말초성 현훈뇌 외부에서 발생하는 어지럼증으로, 증상은 심하지만 위험한 병이 아닐 가능성이 있음을 구별할 수 있다. 말초성 현훈의 경우 토하거나 빙빙 도는 느낌, 식은땀, 심한 경우 걷기 어려움 등의 증상이 나타날 수 있다. 전문의 진찰과 검사를 받은 후 별다른 이상이 발견되지 않았다면, 이러한 어지럼증은 심각한 질환이 아닐 가능성이 높고 안심해도 좋다.

이럴 때는 '경추성 어지럼증현훈'을 고려해볼 필요가 있다. 앞서 이명으로 고생하셨던 분처럼, 경추에 문제가 생기면 어지럼증이 나타날 수 있다. 이 경추성 어지럼증은 일반적인 이비인후과나 신경과적 질환과는 다른 양상을 보인다. 빙빙 도는 느낌이나 구토보다는 애매한 두통이 동반되기도 하고, 이명이 함께 나타날 수 있다. 또한, 뒷목과 어깨 부위의 근육이 긴장되어 뭉쳐 있으며, 해당 부위를 누르면 통증을 호소하는 경우가 많다.

이러한 경우 목 엑스레이를 촬영해보면 대부분 일자목이나 거북목이 동반되어 있는 경우가 많다. 이와 같은 환자들이 겪는 어지럼증을 '경추성 현훈'이라고 한다. 이 병의 원인은 앞서 언급한 '경추성 이명'이나 '경추성 두통'과 비슷하다. 목에는 뇌로 연결되는 경추 신경이 있는데, 이를 지지하는 인대들이 약해지면 경추 근육이 긴장하고 경추가 불안정해져 다양한 증상을 유발할 수 있다.

이러한 경추 문제는 단순히 어지럼증만 유발하는 것이 아니라 두통, 어깨 통증, 어깨 근육의 뭉침, 그리고 팔이나 손의 저림까지 다양한 증상을 동반하는 고질적인 질환이다.

독일에서 시행된 한 연구에서는 상부 경추 장애가 어지럼증을 유발할 수 있다는 가설을 검증하기 위해 어지럼증을 호소하는 환자들의 경추 상태를 검사했다. 이때 이비인후과나 신경과와 관련된 어지럼증의 원인은 모두 배제하여 경추와의 연관성을 집중적으로 분석했다.

이 연구에서는 "상부 경추의 기능 장애가 해결되지 않는 경우, 그것이 장기간 지속되는 어지럼증의 원인이 될 수 있다"라는 결론을 내렸다. 그리고 상부 경추의 운동 기능 검사는 경추성 어지럼증의 정확한 진단과 효과적인 치료에 중요한 역할을 한다고 강조했다.

프롤로 치료는 약해진 경추 인대를 강화하고, 근육을 안정시켜주는 효과가 있다. 저자의 경험에 따르면, 단 1회 또는 2회 치료만으로도 어지럼증이 호전된 환자들이 상당히 많았다. 어지럼증이 있을 때는 목경추과 어깨 부위를 함께 살펴보는 것이 중요하다.

3장

팔과 손의 재활:
팔꿈치, 손목, 가슴을 위한 프롤로 치료

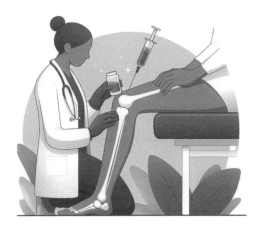

프롤로 치료는 갈비뼈 주변의 뭉친 근육과 신경을 풀어주어 움직임 범위를 개선하고 통증을 완화한다. 수술 없이 진행할 수 있으며, 수술보다 더 나은 반영구적 효과를 제공하는 근본적인 치료법이다. 또한 회복 시간이 짧아 일상으로의 복귀가 빠르다는 장점이 있다.

포기했던 배드민턴,
강해진 팔로 코트 위에 다시 서다

2011년, 배드민턴을 즐기던 50대 남성분이 내원하셨다. 동호회에서 매일 배드민턴을 치셨는데, 어느 날부터 왼쪽 팔꿈치에 통증이 생겨 더 이상 스매싱을 할 수 없게 되었다고 한다. 프롤로 치료가 효과가 있다는 소문을 듣고 수원에서 찾아오신 것이다. 진료 당시, 좌측 팔꿈치 바깥쪽 뼈의 튀어나온 부분해부학적으로 외상과, lateral epicondyle을 눌렀을 때 통증을 느끼셨다. 이는 흔히 '테니스 엘보'라고 불리는 질환으로, 팔꿈치 바깥쪽에 통증이 발생하는 것이 특징이다.

테니스 엘보는 이름 때문에 테니스 선수에게만 발생할 것 같지만, 실제로는 테니스와 전혀 관련이 없는 사람들에게도 흔히 발생한다. 팔꿈치를 반복적으로 사용하는 활동이나 동작이 주요 원인이 되기 때문에, 일상에서 팔을 많이 사용하는 직업이나 취미를 가진 사람들에게도 자주 나타난다.

테니스 엘보는 '외측상과'라는 부위에 붙어 있는 힘줄이 손상되면서 발생한다. 외측상과는 손목과 팔의 움직임에 중요한 역할을 하는 힘줄이 부착되는 지점이다. 이 부위가 손상되면 손목과 팔을 움직일 때 통증이 나타나며, 특히 손목을 뒤로 젖히거나 물건을 잡는 동작에서 통증이 심해질 수 있다.

손목을 손등 쪽으로 젖히는 근육은 팔꿈치 외측에서 시작된다. 이 부위에 반복적으로 충격이 가해지면 힘줄과 인대가 점차 약해지게 된다. 이러한 손상은 큰 사고로 인해 발생하기보다는, 반복적인 작은 충격들이 누적되면서 힘줄과 인대가 서서히 손상되어 발생하는 경우가 많다.

테니스 엘보는 배드민턴이나 테니스 같은 직업적 운동선수보다는, 실제로 이 환자처럼 동호회에서 스포츠를 즐기는 분들, 하루 종일 컴퓨터 자판을 두드리는 직장인들, 혹은 집안일을 많이 하는 주부들에게서 더 자주 발생한다. 특히 걸레를 짤 때처럼 손을 비트는 동작에서 통증이 심하게 나타나며, 프라이팬을 사용하는 요리사나 주방장 등 다양한 직업군에서도 이 증상이 나타날 수 있다. 반복적인 손목 사용이 누적되면서 팔꿈치 외측의 힘줄과 인대에 부담이 가해지는 것이 주요 원인이다.

환자들의 공통점은 반복적인 손과 손목, 손바닥 근육 사용으로 인해 빠른 움직임이 팔꿈치에 전달되고, 결국 과부하가 걸린다는

테니스 엘보가 잘 발생하는 직업군

직업	설명
스포츠 선수	테니스, 배드민턴, 골프 등의 라켓 스포츠 선수들은 반복적인 스윙 동작으로 인해 테니스 엘보가 발생할 위험이 높음
건설 및 수공업 종사자	망치, 드릴, 스크루드라이버 등을 사용하는 건설 작업자나 목공, 배관공 등 수공업 종사자들은 지속적인 팔 사용으로 인해 테니스 엘보에 취약
사무직 종사자	컴퓨터 사용이 많은 사무직 종사자들, 특히 키보드와 마우스를 장시간 사용하는 사람들은 테니스 엘보가 발생할 수 있다.
요리사 및 주방 직원	요리사와 주방 직원들은 음식을 준비하고 조리하는 과정에서 반복적인 팔의 움직임이 요구되며, 이로 인해 테니스 엘보가 발생할 수 있다.
미용사 및 이발사	미용사와 이발사는 가위질과 빗 사용 등의 반복적인 손과 팔의 움직임이 많아 테니스 엘보에 걸릴 위험이 있다.
음악가	특히 현악기나 타악기 연주자는 반복적인 팔 움직임으로 인해 테니스 엘보가 발생할 수 있다.

점이다. 이로 인해 힘줄이 과도하게 사용되면 염좌가 발생하거나 염증이 생기게 된다. 이러한 과부하는 특히 손목을 비트는 동작이나 힘을 주는 활동에서 더 두드러지며, 결국 팔꿈치 부위에 통증과 손상이 나타나게 된다.

이러한 환자들에게 일반 팔꿈치 엑스레이는 진단에 큰 도움이 되지 않는다. 테니스 엘보는 뼈의 문제가 아니라 힘줄과 인대의 문제이기 때문이다. 그 대신 팔꿈치 초음파 검사를 통해 더 명확한 진단이 가능하다. 초음파 영상에서는 상완골 외측에 부착된 신근 힘줄손목을 들어 올리는 근육이 두꺼워지고, 저에코어두운 이미지 영역로 나타나는 것이 특징적이다. 또한, 힘줄에 작은 부분 파열이나 염증이 보이거나, 심한 경우 전체 파열완전 파열 소견이 관찰되기도 한다.

프롤로 치료는 테니스 엘보 치료에 있어 기존의 충격파 치료, 스테로이드 주사, 심지어 수술이 실패한 경우에도 효과적일 수 있다. 이는 프롤로 치료가 조직을 재생시키는 치료법이기 때문이다. 이 방법은 포도당과 국소마취제를 혼합한 용액을 팔꿈치 바깥쪽의 인대와 힘줄에 주사하여 자극을 유도한다. 이 자극성 용액이 염증 반응을 일으키면서, 신체의 자연 치유 과정을 촉진하고 손상된 조직이 복구되도록 돕는다.

요즘 많은 병원에서 프롤로 치료를 시행하고 있지만, 찾아오신 환자들 중에는 다른 병원에서 테니스 엘보로 6회나 같은 부위에 치료를 받았음에도 불구하고 여전히 증상이 개선되지 않아 내원한 경우도 있다. 이는 치료 포인트를 정확히 잡아 치료하지 못한 경우로 1~2회 만으로 개선될 수 있는 증상들이 여러 차례 치료를 받아도 효과가 나타나지 않을 수 있음을 보여준다. 프롤로 치료의 효과는 손상 부위를 정확히 찾아 치료하는 데 달려 있다.

이 책에서 해부학적 세부사항을 모두 다루는 것은 범위를 벗어나지만, 프롤로 치료를 정확히 수행할 수 있는 숙련된 의사를 찾아 치료받는 것이 중요하다고 강조하고 싶다. 다행히도 이 환자분은 단 1회 프롤로 치료만으로 증상이 개선되었고, 10년 후 다시 만났을 때 "지금은 주사 맞은 팔꿈치가 더 강해진 것 같아요"라고 말씀하셨다.

실제로 테니스 엘보 환자들을 대상으로 한 프롤로 치료 연구에서, 생리식염수 등 맹물을 주사한 그룹과 고농도 포도당액을 주사한 그룹을 비교한 결과, 프롤로 치료 그룹에서 통증 점수가 유의미하게 개선되었다. 특히 치료 후 4개월 시점에서는 두 그룹 간의 차이가 뚜렷하게 나타났으며, 프롤로 치료 그룹에서 손을 젖히는 신전 강도와 악력이 눈에 띄게 향상된 결과를 보였다.

1년 후 추적 관찰한 결과, 프롤로 치료를 받은 환자들 중 대부분80%은 "팔꿈치 통증이 없거나, 일상생활 동작에 거의 영향을 받지 않는 상태"로 개선되었다. 나머지 일부 환자들20%은 "팔에 극한의 힘을 주는 경우에만 약간의 통증과 경미한 장애가 나타나며, 일상생활에는 약간의 영향이 있다"라고 보고했다.

주사 요법의 부작용은 매우 경미했다. 환자들은 주사 후 예상 가능한 정도의 통증을 경험했으며, 며칠 동안 주사 부위에 국소 홍반붉어짐, 약간의 자극 및 불편감을 한 번씩 겪었다. 연구 결과, 맹물생리식염수을 사용한 그룹과 비교해 프롤로 치료 그룹에서는 통증이 현저히 감소하고 근력 점수가 개선된 것으로 보고되었다.

이 연구는 프롤로 치료가 테니스 엘보에 효과적인 치료법임을 뒷받침하는 증거를 제공한다. 테니스 엘보 통증이 팔꿈치 치료만으로 해결되지 않는 경우, 목과 어깨, 척추, 손/손목 등 다른 부위의 문제도 함께 확인하는 것이 중요하다. 또한, 일부 병원에서는 외상과에 부착된 힘줄만 치료하는 경우가 있지만, 주변 인대와 근육까지 함께 치료해야 보다 효과적인 결과를 기대할 수 있다.

저자가 유튜브를 통해 테니스 엘보에 대해 설명한 후 제주도, 부산, 경남, 전남, 충청도, 강원도 등 전국 각지에서 많은 환자분이 찾아오셨다. 다행히 이분들 모두 1회 치료만으로도 증상이 호전되는 효과를 보였다. 전주에서 오신 한 분은 후에 보강 치료를 원하셔서 다른 부위를 추가로 치료하면서 보강을 진행했던 경우도 있었다.

팔 저림과 불면증에서 해방,
되찾은 평화로운 일상

 48세 여성 환자분께서 팔의 저림 증상으로 내원하셨다. 손목과 손가락까지 시큰거리고 저리는 증상이 있으며, 아침에 일어나면 손이 부어 있다고 하셨다. 타 병원에서 검사를 받았지만 특별한 이상은 발견되지 않았다고 하셨고, 본원에서 진행한 검사에서도 X선 촬영 결과 일자목이 확인된 것 외에 디스크 간격이 좁아지는 등 특이 소견은 관찰되지 않았다.

 팔이나 손의 저림 증상은 매우 다양한 원인으로 비롯될 수 있다. 척추 디스크나 척추관협착증처럼 신경이 눌리면서 발생할 수 있으며, 외상에 의해서도 유발될 수 있다. 또한, 혈액순환 장애, 반복적인 손상, 당뇨병, 그리고 수근관 터널 증후군손목의 정중신경이 압박을 받아 손 저림과 감각 저하를 유발하는 질환 등 여러 요인이 이러한 증상을 초래할 수 있다.

그러나 이 환자분의 경우, 내과적인 질환이나 혈관 문제는 전혀 없었다. 그렇다면 왜 저림 증상이 나타났을까? 저림은 감각신경의 변화를 의미한다. 우리 몸에는 운동신경과 감각신경이 있으며, 저림 증상은 주로 감각신경에 문제가 있음을 시사한다. 감각신경은 접촉, 온도, 통증 등의 정보를 뇌로 전달하는 역할을 하는데, 이 신경이 손상되거나 압박을 받으면 저림 증상이 발생하게 된다.

이 여성 환자분의 경우, 일자목 외에는 특별한 이상 소견이 없었다. 하지만 경추와 어깨 근육을 진찰한 결과, 근육들이 뭉쳐 있는 모습을 확인할 수 있었다. 특히 이런 환자분들은 흉곽 상부 구조물에 의해 쇄골빗장뼈 아래의 혈관이나 팔 신경이 눌리면서 감각 저하와 저림 증상이 발생할 수 있다. 이러한 문제는 선천적인 이상이나 외상이 원인이 아닌 경우, 대부분 잘못된 자세에서 비롯된다. 거북목이나 일자목처럼 귀가 어깨보다 앞으로 나간 자세가 오래 지속되면 이러한 증상이 나타날 수 있다.

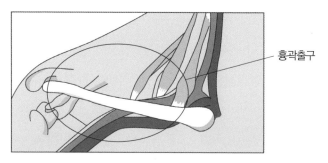

흉곽출구

〈그림 8〉 흉곽 위 구조물에 의해 쇄골 아래 신경, 혈관이 눌리면 팔 저림 증세가 나타남

직업상 장시간 앉아서 작업하거나 반복적으로 팔을 사용하는 경우, 이 질환의 위험이 크게 증가한다. 팔 저림 증상으로 내원하신 환자분께는 목과 어깨 근육을 이완하는 치료를 시행했다. 목에서 팔, 손까지 이어지는 경로에는 수많은 근육과 신경이 존재하며, 이 신경들은 혈관과 밀접하게 연결되어 있다. 신경을 압박하는 근육과 연조직의 긴장을 완화하기 위해 적절한 이완 치료법을 적용했다.

다음은 통증을 유발하는 통증 유발점의 모습이다. 이 환자분께는 통증 유발점 치료와 함께 인대 증식 치료를 병행했다. 통증 유발점 치료는 소량의 마취제나 약물을 통증 유발점_{통증이나 감각 이상}

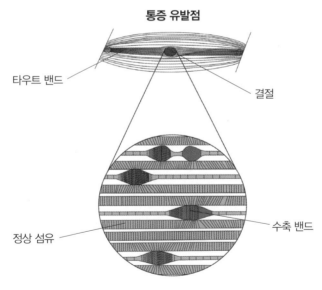

<그림 9> 통증을 일으키는 통증 유발점의 모습

을 일으킬 수 있는 근육섬유의 매듭 또는 긴장된 밴드에 직접 주입하는 방식으로 진행된다.

이 기술은 통증 유발점트리거 포인트을 비활성화하고 근육을 이완시켜 근육통과 경련을 완화하는 데 활용된다. 그렇다면, 근육이 뭉친 것을 풀어주면 어떻게 저림 증상이 개선될 수 있을까? 근육이나 근막에 긴장이나 경직이 생기면 신경을 압박하거나 자극할 수 있으며, 이로 인해 눌린 신경에서 저림이나 통증이 발생하게 된다. 근막 통증 치료를 통해 이러한 긴장을 완화하면 신경에 가해진 압박이 줄어들어 저림 증상이 호전될 수 있다.

또한, 근막 통증 치료는 혈류를 증가시켜 근육과 결합 조직에 산소와 영양분 공급을 개선한다. 이를 통해 독소와 노폐물이 효과적으로 제거되어 저림 증상이 감소할 수 있다.

이 환자분의 또 다른 문제는 아침에 일어나면 손이 부어 있는 증상이었다. 왜 이런 현상이 나타나는 걸까? 밤 동안 비활동으로 인해 혈액과 림프액 순환이 느려지면서 체액이 손과 같은 말단 부위에 일시적으로 정체될 수 있다. 특히 이 환자분의 경우, 흉곽 내 신경과 혈관이 압박되어 혈액순환과 림프 흐름이 저하되면서 손이나 팔에 부종이 나타난 것으로 보인다.

이분은 목, 어깨, 그리고 흉곽 부위의 근육과 인대 문제를 치료한 후, 저림 증상뿐만 아니라 부기까지 해소되었다.

통증을 유발하는 구조물이 목과 어깨의 인대 및 힘줄, 근육 부위에 있다면, 이 부위에 프롤로 치료를 시행하면 도움이 될 수 있다. 프롤로 치료와 근막 통증 치료를 병행하면 질환의 근본 원인을 파악하고 통증을 효과적으로 완화하는 데 도움이 된다.

마침내 아기를 품에 안아줄 수 있게 된
엄마의 손목

아기를 돌보는 것과 일을 하는 것 중 하나를 선택하라고 한다면, 아마도 아기를 키워본 엄마들은 일이 더 나을 거라고 생각할지도 모른다. 아기를 돌보는 것은 분명 큰 기쁨을 주는 일이지만, 동시에 많은 희생과 노력이 필요한 일이다.

아기를 돌보는 과정에서 손목 손상이 생길 수 있는 이유는 엄마들이 아기를 반복적으로 들어 올리고, 이동시키며, 오랜 시간 안아주는 동작을 끊임없이 반복해야 하기 때문이다. 이러한 지속적인 움직임은 손목에 무리를 줄 수 있다.

또한, 음식 준비, 청소, 세탁과 같은 반복적인 가사일도 자주 해야 하며, 그릇 닦기, 바닥 쓸기, 빨래 짜기 등의 작업은 손과 손목에 지속적인 압력과 부하를 가한다. 이러한 활동은 근육과 인대에 상당한 스트레스를 줄 수 있으며, 시간이 지남에 따라 통증, 염좌, 또는 인대 손상 등의 문제를 초래할 수 있다.

결국 이러한 과사용으로 인해 인대 염좌, 변형, 염증 등이 발생할 수 있다. 아기를 돌보는 엄마의 경우, 손목에서 엄지손가락으로 이어지는 인대, 손등에 있는 인대, 팔꿈치로 이어지는 인대와 근육을 검사한 결과, 통증과 인대 불안정 소견이 관찰되었다.

손목, 손, 손가락의 대부분의 통증은 관절의 불안정성에서 비롯된다. 초음파로 관절이 불안정하게 움직이는 모습을 확인할 수 있으며, 통증은 이 불안정성이 해결될 때까지 지속된다. 관절 불안정성은 관절을 안정시키는 인대가 과도하게 늘어나거나 손상된 상태에서 발생하며, 이는 다양한 손과 손목 통증 관련 질환을 유발할 수 있다.

이 경우, 프롤로 치료는 손상된 조직과 신경의 회복을 촉진하고, 근본적인 불안정성을 교정하여 치료 효과를 극대화한다.

프롤로 치료는 인대가 뼈에 부착된 부위에 성장인자를 유도하여 인대를 복구함으로써 문제를 근본적으로 해결하는 유일한 치료법이다. 인대가 정상적인 강도로 회복되면 만성 통증뿐만 아니라 관절염을 유발하는 퇴행성 변화에도 긍정적인 효과를 기대할 수 있다.

프롤로 치료는 손목이나 손의 통증뿐만 아니라, 손목터널 증후군처럼 정중신경median nerve이 눌려 저림이 발생하는 경우에도 효과적일 수 있다. 이 치료법은 손목뼈를 안정시켜 장기적으로 신경이 압박되지 않도록 도움을 준다.

또한, 초음파 가이드를 이용한 하이드로 다이섹션Hydro dissection, 신경 주변에 생리식염수 또는 국소마취제, 포도당 등을 주입하여 신경 주위의 유착과 압박을 완화하는 시술 기법을 통해 손목 안쪽의 가로 손목 인대transverse ligament of wrist 아래를 지나가는 정중신경 주변의 압박을 완화할 수 있다. 이를 통해 눌린 신경 부분을 효과적으로 해결하여 증상을 개선한다.

이 젊은 엄마에게 손목 인대를 강화하는 치료를 시행했을 뿐만 아니라, 전완부와 팔꿈치 부위의 근육도 함께 치료했다. 특히, 앞서 말씀드린 통증 유발점 치료를 병행하여 전완부의 긴장과 통증을 완화했다. 이 치료 덕분에 엄마는 즉각적인 통증 경감을 느꼈고, 시간이 지나면서 인대도 더욱 강해졌다. 현재는 더욱 건강해진 손과 손목으로 아기를 돌볼 수 있게 되었다.

손목 결절종을 극복한 피아니스트, 다시 건반 위의 마술사로

30대 초반의 미혼 여성 환자분이 내원하셨다. 이분은 젊은 피아니스트로 동대문에서 노원구까지 오신 이유는 손등에 발생한 이상 증상 때문이었다. 평소엔 평범해보이던 손등이 손을 구부릴 때마다 도토리알 크기의 혹이 도드라져 올라왔다. 검사 결과, 손목 부위에 발생한 결절종물혹으로 진단되었다.

결절종은 악성 종양이 아닌 양성 종양으로, 관절액이 피부 아래에 고여 덩어리처럼 부풀어 오르는 물혹이다. 정확한 원인은 아직 밝혀지지 않았으나, 주로 손을 많이 사용하는 사람에게 발생하며, 특히 젊은 여성에게서 자주 나타난다. 이는 힘줄이나 관절을 둘러싼 막이 약해지면서 점액이 생성되고, 이 점액들이 모여 혹을 형성하는 것이다.

환자분은 타 병원에서 수술을 권유받았으나, 이곳에서는 수술 없

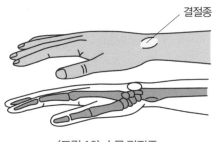

결절종

〈그림 10〉 손목 결절종

이 회복된 사례를 듣고 찾아오셨다. 결혼 전인 처녀의 고운 손에 수술 자국을 남기는 것은 바람직한 선택이 아니었다. 이는 20여 년 전의 이야기로, 당시에는 결절종 환자가 내원하면 우선 주사기로 내부의 내용물을 제거하고, 스테로이드 주사를 시도한 후 재발이 잦을 경우 수술을 결정하던 때였다.

현재도 많은 병원에서 스테로이드 주사 후 재발 시 수술을 권장하는 치료 방식을 사용하고 있다. 그렇다면 손목 결절종을 수술 없이 어떻게 치료할 수 있을까? 우선, 정확한 진단을 위해 병력 청취와 초음파 검사가 필수적이다. 이 환자분의 경우, 피아노 연주로 손목에 반복적인 부담이 가해져 결절종이 발생한 것으로 보여 초음파 촬영을 통해 물혹의 위치와 크기를 명확히 확인한 후, 이를 바탕으로 수술 대신 비침습적인 치료 방법을 선택했다.

과거에는 두꺼운 책으로 혹을 터뜨려 치료하려는 방법도 있었으나, 재발 가능성이 높고 부상의 위험이 있어 추천되지 않는다. 현재 권장되는 방법 중 하나는 프롤로 치료이다. 이 치료는 우선 주사기로 물혹 내부의 끈적한 젤리 같은 액체를 제거한 뒤, 고농도의 포도당 주사액을 주입하는 방식이다. 고농도 포도당이 주입되면 시간이 지나면서 물혹을 싸고 있는 세포막에 탈수 현상이 일어나 쪼그라들고, 이후 콜라겐이 침착되면서 조직이 복구되는 과정을 통해 치료 효과가 나타나는 것으로 추정된다.

초기 치료로는 물혹 내부의 액체를 주사기로 제거한 후 고농도 주사액을 다시 채워 넣는 천자 및 주입 방법을 3~5회 정도 시도한다. 만약 반복 치료 후에도 혹의 크기에 변화가 없다면, 다음 단계로 물혹 주변의 손목 인대들을 강화하는 치료를 시행하여 재발 방지를 도모한다.

저자는 치료 시 손목뿐만 아니라 전완부_{팔꿈치와 손목 사이} 근육도 함께 치료한다. 이는 대부분의 경우 이 부위의 근육이 뭉쳐 있어 손목에 추가적인 부담을 줄 수 있기 때문이다. 이 환자분의 경우, 단순 천자 요법만으로는 큰 변화가 없었기에 마지막 단계에서 손목뼈_{수근골} 프롤로 치료를 병행했고, 이후 재발 없이 안정적인 결과를 얻을 수 있었다.

결절종 치료에서 프롤로 치료는 가장 효과적이고 근본적인 방법으로 평가된다. 관절경 수술이나 흉터를 남기는 수술 없이도, 프롤로 치료만으로 대부분의 결절종을 재발 없이 치료할 수 있다.

유방암인 줄 알았던 가슴 통증, 치료로 되찾은 안도

여성 환자들 중에는 가슴에 통증을 느낄 때 유방암이 걱정되어 병원을 찾는 경우가 많다. 그러나 실제로 유방암은 대부분 통증을 유발하지 않는다. 통계에 따르면, 유방암 환자가 통증 때문에 병원을 찾는 경우는 5% 이하로 유방암 초기에는 통증보다는 증상이 없는 경우가 많으며, 만약 통증이 유발된다면 암이 상당히 진행된 경우일 가능성이 높다. 다만 폐경 이후에 발생하는 유방통의 경우, 악성 여부를 반드시 감별 진단하는 것이 필요하다.

이 환자분은 50대 폐경 여성으로, 통증 부위가 가슴 중앙, 즉 유방과는 관련 없는 흉골가슴뼈 부위였다. 여성의 흉골 주변 통증은 여러 원인에 의해 발생할 수 있으며, 그 통증의 양상과 증상도 다양하게 나타난다. 대부분은 근육, 뼈, 인대와 같은 근골격계 문제에서 비롯된 경우가 많다는 점을 고려해야 한다.

흉골 주변의 통증은 근육이나 인대의 염증, 긴장 또는 부상으로 인해 발생할 수 있으며, 이는 운동, 호흡, 기침, 웃음 등 움직임이나 압력에 따라 증상이 달라질 수 있다. 이러한 경우에는 연골염이나 늑흉골 증후군을 고려해볼 필요가 있다. 연골염은 흉골과 갈비뼈 사이의 연조직에 염증이 생겨 통증을 유발하며, 통증은 보통 가슴 중앙이나 약간 옆쪽에 위치한다. 아픈 부위를 누르면 환자가 심한 통증을 느끼는 특징이 있다.

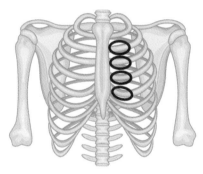

〈그림 11〉 흉골염, 연골염의 모습

가슴 통증은 근골격계 원인 외에도 심장 질환, 폐 질환, 위식도 역류 질환과 같은 내과적 원인, 그리고 스트레스, 불안, 우울증 등 심리적 원인에 의해 발생할 수 있다. 이러한 경우에는 자세한 병력 청취와 검사를 통해 원인을 면밀히 평가해야 한다. 만약 근육 및 인대와 관련된 문제가 확인된다면, 해당 부위를 강화하는 증식 요법을 시도하여 통증 완화와 조직 강화를 도울 수 있다.

위의 환자뿐만 아니라 골프나 기타 운동, 외상, 잘못된 자세, 혹은 갈비뼈 골절 등으로 발생하는 가슴 통증은 인대와 근육이 약해지거나 손상되면서 생긴다. 프롤로 치료는 이러한 통증의 근본적인 원인을 개선하는 데 효과적이다.

프롤로 치료는 갈비뼈 주변의 뭉친 근육과 신경을 풀어주어 움직임 범위를 개선하고 통증을 완화한다. 수술 없이 진행할 수 있으며, 수술보다 더 나은 반영구적 효과를 제공하는 근본적인 치료법이다. 또한 회복 시간이 짧아 일상으로의 복귀가 빠르다는 장점이 있다.

방아쇠 손가락 →
손가락 이제 잘 움직여요, 보세요!

50대 여성 환자분이 손가락이 잘 펴지지 않고 딸깍거리는 통증을 호소하며 내원하셨다. 이는 흔히 '방아쇠 손가락 증후군Trigger Finger'으로 불리는 질환이다. 방아쇠 손가락 증후군은 손가락을 구부리거나 펼 때 '딸깍'거림과 통증이 나타나며, 손을 쥐었다 펼 때 특정 손가락이 걸렸다가 펴지는 현상 때문에 이런 이름이 붙여졌다. 주요 원인은 손가락 내부의 인대와 힘줄에 염증이 생기면서 손가락이 원활하게 펴지지 않기 때문이다.

손가락을 반복적으로 많이 사용하다 보면 힘줄에 염증이 생기면서 증상이 나타날 수 있다. 특히 음악가, 요리사, 조경사, 미용사, 건설 노동자처럼 하루 종일 도구를 잡고 손을 사용하는 직업군에서 발생할 가능성이 높다.

이 증상은 직업과 상관없이 일반인에게도 많이 발생한다. 힘줄이 내부에서 부어오르면서 원래 부드럽게 통과하던 터널 구조물활차을 지나지 못해 걸리게 되고, 이로 인해 방아쇠 손가락 증후군이 나타난다. 특히 여성에게서 발생할 확률이 높으며, 엄지와 약지에 주로 생기지만 다른 손가락에도 나타날 수 있다.

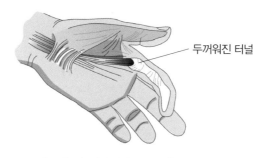

두꺼워진 터널

〈그림 12〉 방아쇠 손가락 증후군의 모습

방아쇠 손가락 증후군의 진단은 엑스레이로는 확인되지 않으며, 대신 통증이 있는 손가락의 손바닥 부분을 눌렀을 때 환자가 심한 통증을 느끼며 반응하게 된다. 필요할 경우, 초음파 검사를 통해 힘줄이 부어 있거나 염증이 있는지를 확인할 수 있다.

치료로는 약물 복용과 물리치료를 시도할 수 있지만, 효과가 미미할 경우 아픈 손가락에 스테로이드 주사를 놓으면 상당한 개선을 기대할 수 있다. 주사를 맞으면 경직되었던 손가락이 부드러워지고 '딸깍'거리던 증상도 완화되는 듯하다. 하지만 그 효과는 오래 지속되지 않는다. 환자가 손을 계속 사용하게 되면 대부분 재발하여 다시 내원하는 경우가 많다.

이 경우 방아쇠 손가락 증후군 환자가 수술을 권유받으면, 전문 지식이 부족한 환자는 수술을 선택할 가능성이 높아진다. 그러나 프롤로 치료는 방아쇠 손가락 증후군에 효과적인 비수술적 방법이다. 프롤로 치료와 함께 하이드로 다이섹션을 병행하면 더 효과적이다. 이 두 가지 접근법은 각각 다른 방식으로 작용하지만, 방아쇠 손가락 증후군의 근본적인 해결책으로서 환자에게 큰 도움이 될 수 있다.

하이드로 다이섹션은 최소 침습 기법으로, 식염수 또는 기타 용액을 사용하여 영향을 받은 힘줄이나 신경을 주변 조직에서 분리하고 풀어주는 치료법이다. 이 기법의 메커니즘은 압력을 이용해 수액을 주입함으로써 유착된 신경, 힘줄, 근막 등의 조직을 부드럽게 밀어내고, 이로 인해 연조직을 분리하여 유착을 감소시키는 것이다.

하이드로 다이섹션은 힘줄 주변의 수축을 완화하고, 힘줄과 주변 조직 사이에 공간을 만들어 운동 시 마찰을 줄여 손가락이 부드럽게 움직이도록 돕는다. 프롤로 치료는 자극성 용액을 주입하여 적절한 염증 반응을 유도함으로써 혈류와 영양분 전달을 증가시키고, 조직 치유와 재생을 촉진하며 콜라겐 생성을 자극한다. 콜라겐 생성이 증가하면 손상된 힘줄이 복구되고 강화되어 방아쇠 손가락 증후군의 증상을 개선하는 데 도움이 된다.

이와 같은 원리로 두 가지 방법을 함께 사용한 결과, 위의 50대 여성 환자분은 수술 없이도 손가락의 딸깍거림이 완전히 사라졌을 뿐 아니라 이전보다 더 편안하고 강해진 손가락을 가지게 되었다. 1년 후 재회했을 때 환자분은 "손가락이 잘 움직여요, 보세요!"라며 자랑스럽게 손가락을 움직여 보여주셨다.

저자는 지금까지 수많은 의학 공부를 통해 의학의 위대한 힘에 감탄해왔지만, 특히 프롤로 치료야말로 신이 인간에게 주신 가장 큰 선물 중 하나가 아닐까 생각한다.

컴퓨터 전공자의 손목 통증 탈출기

컴퓨터 작업은 손목과 손가락뿐만 아니라 어깨와 목에도 큰 부담을 준다. 특히 손목은 8개의 작은 뼈가 인대로 연결된 매우 복잡한 구조로 이루어져 있어 이 구조에 손상이 발생하면 통증이 생길 수 있다. 손목 손상은 손뿐만 아니라 어깨를 포함한 상지 전체의 사용에도 어려움을 초래할 수 있다.

대부분의 손목 및 상지 손상은 장시간의 무리한 사용, 부적절한 자세, 반복적인 동작에서 비롯된다. 이러한 부상은 초기에는 급성 인대 염좌로 시작되지만, 적절한 치료를 받지 않으면 관절염으로 진행되어 만성 통증으로 이어질 수 있다.

동물 실험에 따르면, 프롤로 치료는 정상적인 염증 반응을 유도하여 새로운 콜라겐 생성을 촉진하는 것으로 나타났다. 연구 결과, 프롤로 치료를 통해 인대와 힘줄의 직경과 강도가 개선되는 효과가 확인되었으며, 이는 조직 회복과 강화에 긍정적인 영향을 미친다.

미국의 닥터 리브스Reeves 등은 손목 및 손가락에 대한 프롤로 치료의 효과를 평가하기 위해 한 그룹에는 가짜 약을 주사하고 다른 그룹에는 실제 프롤로 용액을 주입하여 결과를 비교했다. 연구 결과, 프롤로 치료군에서는 '움직임에 따른 통증'과 '굴곡 범위 점수'가 유의미하게 개선되었으며, 통증 점수 또한 안정 상태와 그립 상태손에 힘을 주는 상태 모두에서 유의미하게 감소하는 결과를 보였다. 반면, 가짜 약 그룹에서는 이러한 개선이 관찰되지 않았다.

어느 책에서 현대인을 '지식 노동자'라고 표현한 것처럼 하루 종일 컴퓨터 앞에서 작업하는 이들 역시 노동자로서 손과 손목뿐만 아니라 팔꿈치, 어깨, 심지어 목까지 통증이 생기기 쉽다. 지속적인 반복 작업과 긴장된 자세가 누적되어 다양한 신체 부위에 부담을 주기 때문이다.

이러한 경우, 약해진 인대나 힘줄은 물리치료나 약물치료만으로는 근본적인 해결이 어렵다. 특히 손목의 경우, 프롤로 치료를 통해 대부분 1회 치료로도 반영구적인 효과를 얻을 수 있다. 이 치료는 체내의 자연 치유 과정을 촉진하여 조직의 밀도와 강도를 높이고, 결과적으로 더 나은 지지력과 안정성을 제공한다. 30대 컴퓨터 전공자도 손목에 이러한 프롤로 치료를 통해 예전의 통증 없던 일상으로 돌아가게 되었다고 했다.

갈비뼈 골절에도 효과를 발휘한
프롤로 치료의 힘

의대 동기 중에 골프를 유난히 좋아하는 이비인후과 의사 친구가 있다. 그는 진료 시작 전 새벽부터 골프를 치고, 정확히 진료 시간에 병원에 도착한다. 주말에도 어김없이 골프장에서 시간을 보낸다. 이렇게 꾸준히 연습하다 보니 실력이 뛰어나, 아마추어 골퍼가 목표로 삼는 싱글 스코어를 넘어 더 낮은 타수언더파까지 유지하고 있다. 함께 골프를 치면, 나는 공을 세 번이나 쳐야 겨우 그린홀 근처의 잔디밭에 도달하지만, 이 친구는 두 번 만에 공을 홀 근처까지 보내는 수준이다.

그런데 어느 날, 이 친구는 스윙 연습 도중 갈비뼈 두 개가 골절이 되어 골프를 쉴 수밖에 없게 되었다. 골프 연습 중 갈비뼈에 손상이 생기거나 다른 이상 없이 갈비뼈만 다친 경우, 정형외과에서도 특별히 해줄 수 있는 처치는 많지 않다. 흉부 지지대와 약물 처방, 신경 차단술 정도가 있으며, 결국 시간이 지나야 자연스럽게 회복된다고 설명한다. 사실 이는 일반적으로 맞는 치료 접근이다.

갈비뼈가 손상되면 단순히 뼈만 다치는 것이 아니다. 골절이 발생할 때 뼈를 지탱하고 있는 인대와 근육들도 함께 손상된다. 결국, 뼈가 부러지는 것은 이 구조물들이 약해지거나 손상을 입기 때문이다. 뼈를 보호하고 지지하는 역할을 하는 것이 바로 근육과 인대이기 때문이다.

갈비뼈가 손상되면 흉곽의 안정성이 저하되어 움직임과 호흡이 어려워질 수 있으며, 염증, 통증, 부기가 동반될 수 있다. 갈비뼈 골절은 폐렴을 유발할 위험도 있는데, 골절로 인해 통증이 심해지면 호흡이 얕아지고, 이로 인해 폐가 완전히 확장되지 않아 일부 폐 부위에 공기가 충분히 도달하지 않게 된다. 이는 폐의 환기를 저하시켜 폐렴 발생 가능성을 높일 수 있다.

이러한 갈비뼈 손상에 대해 병원에서 제공하는 일반적인 치료법만으로는 온전한 회복이 어려울 수 있다. 프롤로 치료는 골절 부위에 강력한 지지 효과를 제공하여 인대를 더 강하고 단단하게 만들어 주며, 소량의 마취제가 포함되어 있어 즉각적인 통증 완화 효과도 함께 가져다준다.

손상된 근육과 뭉친 근육을 풀어주어 치료 직후부터 통증이 개선되는 것을 환자가 바로 체감할 수 있게 한다. 또한, 치료군에서는 회복 속도도 눈에 띄게 빠르다. 동시에 늑간 신경 차단술 등을 병행하면 환자를 더욱 편안한 상태로 만들어주어 통증 관리와 회복을 보다 효과적으로 돕는다.

프롤로 치료는 회복 과정을 가속화할 뿐만 아니라, 손상된 부위를 다치지 않은 쪽보다 더 강하게 만드는 효과가 있는 것으로 알려져 있다. 이로 인해, 가능한 한 빨리 일상생활로 복귀를 원하는 운동선수들과 일반인에게 매우 높은 평가를 받고 있는 치료법이다.

골절 수술 후 수년 또는 수십 년이 지나도 여전히 골절 부위의 통증을 호소하는 환자들이 있다. 이는 뼈는 붙었지만, 인대 손상이 완전히 회복되지 않은 상태로 남아 있기 때문이다. 이러한 경우 프롤로 치료가 매우 효과적으로 작용하여 통증을 개선하는 데 큰 도움을 준다. 특히, 합병증기흉. 혈흉 등이 동반되지 않은 갈비뼈 골절의 경우 급성기에 프롤로 치료를 시행하면 환자들에게 좋은 반응을 얻을 수 있다.

갈비뼈 골절로 내원하셨던 70대 어르신은 치료를 받고 그날 밤 "오랜만에 잠을 편하게 잤다"라고 말씀하셨다. 몇 달 동안 골절로 인해 겪으셨던 고통스러운 나날들이 치료 후 한결 안정되신 것처럼 보였다.

등 결림으로 고생했는데 치료 후
찾아온 통증 없는 삶

2016년에 내원하신 40대 여성 환자분이 있었다. "등이 아픈 지 오래되었고, 너무 아파서 움직일 수가 없어요. 통증이 심해 잠을 잘 수가 없어요"라고 호소하셨다. 등 통증을 호소하며 내원하는 환자들이 꽤 많다. 일반적으로 '등'이라 하면 해부학적으로 흉추_{척추}에서 견갑골_{날개뼈}까지 넓은 부위를 포함한다. 이분은 특히 본인의 통증 부위가 척추와 날개뼈 사이 손바닥 크기만 한 부위라고 정확하게 짚어 말씀해주셨다.

환자를 침대에 엎드리게 한 뒤, 가슴 아래에 베개를 받쳐 편안한 자세를 만들었다. 이 자세는 등뼈와 견갑골_{어깨뼈} 사이에 있는 근육을 정확히 확인하기 위해 필요한 자세다. 환자와의 대화를 통해 어느 근육에 문제가 있을지 짐작할 수 있었고, 문제가 있을 것으로 보이는 부위를 손가락으로 눌러보았다. 그랬더니 환자가 강한 통증을

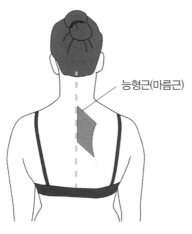

능형근(마름근)

〈그림 13〉 능형근의 모습

느끼며 크게 반응했다. 이런 반응을 '점핑 사인jumping sign'이라고 하는데, 통증이 심한 부위를 누르면 환자가 깜짝 놀라며 몸을 움직일 정도로 고통을 느끼는 현상을 뜻한다.

'등이 결려요'라고 호소하는 환자들이 실제로 매우 많다. 이런 분들은 대개 오랜 시간 컴퓨터나 책상 앞에 앉아 있거나 구부정한 자세로 지내는 경우가 많다. 옆에서 보면 목이 앞으로 나오고, 어깨는 라운드 숄더둥근 어깨 형태를 띠며, 등이 굽어 있는 것이 전형적인 특징이다. 이는 이러한 자세에서 자주 나타나는 증상 중 하나이다.

등이 결린다고 호소하는 환자들에게 확인해야 할 중요한 근육 중 하나는 능형근이다. 이 근육은 척추와 견갑골 사이, 갈비뼈 위에 있다. 구부정한 자세가 지속되면 등 근육이 늘어나고, 이로 인해 근육에 지속적인 스트레스가 가해져 결국 뭉침과 등 결림 증상을 유발하게 된다. 이는 단순히 등 근육뿐만 아니라 가슴 근육에도 영향을 주어 등과 가슴 근육 사이의 균형이 깨지고 궁극적으로 척추 건강에도 부정적인 영향을 미칠 수 있다.

이러한 경우 자세 교정을 교육하지만, 시간이 지나면서 다시 구부정한 자세로 돌아가는 환자들이 많다. 이런 분들에게 효과적인 치료법이 바로 능형근 프롤로 치료이다. 프롤로 치료는 '재생 주사 요법'이라고도 불리며, 통증 부위에 용액을 주입하는 비수술적 치료법이다. 능형근이 부착된 특정 지점에 주사를 투여하며, 주사 용액에는 국소 마취제와 포도당(설탕물)이 포함된다. 또한, 필요에 따라 근육 통증 유발점 치료를 위해 비타민이나 미네랄 등의 다른 물질을 혼합하여 사용하기도 한다.

프롤로 치료의 목적은 표적 부위에 조절된 염증 반응을 유도하여 신체의 자연 치유 과정을 촉진하는 것이다. 주입된 용액은 새로운 콜라겐과 기타 결합 조직의 성장을 촉진하여 손상된 조직을 복구하고, 능형근 부착 부위를 강화하는 데 도움을 주는 것으로 알려져 있다.

프롤로 치료는 능형근 관련 부상이나 통증을 포함한 만성 근골격계 질환의 효과적인 치료 옵션으로 자주 활용된다. 이 치료는 통증을 완화하고 기능을 개선하며, 치료 부위의 장기적인 치유를 촉진하는 데 도움이 될 수 있다.

프롤로 치료는 해당 기술에 대한 전문 지식을 갖춘 자격 있는 의료 전문가에 의해 시행되어야 하며, 특히 이 부위의 해부학적 구조에 대한 경험과 지식이 풍부한 의사에게 받는 것이 중요하다. 이는 능형근 바로 아래에 갈비뼈가 있고, 그 아래에 폐가 위치해 있어 정확한 해부학적 이해가 필수적이기 때문이다. 이 환자분은 2016년에 1회 치료를 받은 후 7년이 지난 2023년에 다른 문제로 내원했는데, 그동안 치료받은 등 부위에는 통증이 재발한 적이 없다고 전했다.

제주에서 온 테니스 엘보 환자, 한 번의 치료로 해결

멀리서 오시는 분들은 정말 간절한 마음으로 찾아오신다. 이 환자분도 유튜브를 보고 방문하셨는데, 만약 팔꿈치 테니스 엘보 증상에 대해 단 1회 치료로 변화를 드릴 수 있다면, 그것이야말로 가장 큰 보람이 아닐까 싶었다. 거리와 상관없이 하루 혹은 이틀의 시간을 내어 오시는 분들을 위해, 그분들의 기대에 부응할 수 있도록 최선을 다해 치료해드려야겠다고 다짐하게 된다.

팔꿈치 통증으로 여러 차례 프롤로 치료를 받았지만 효과가 없어 마지막 희망을 걸고 찾아오신 분들도 있다. 예전에 프롤로 치료에 대해 잘 알지 못했을 때, 저자도 팔꿈치의 가장 아픈 부위에 스테로이드 주사를 놓는 것이 효과적인 치료라고 생각했다. 실제로 스테로이드 주사를 맞으면 환자는 즉각적인 호전을 느낄 수 있다. 그러나 문제는 스테로이드 주사의 효과가 몇 개월 후 떨어지며, 반복할 수록 힘줄이 약해지고 피부도 하얗게 변색되는 등 부작용이 나타난다는 점이다.

반면, 프롤로 치료는 인대와 힘줄을 강화하고 증식시키는 효과가 있다. 실제로 프롤로 치료 후 완성된 인대를 조직 검사해보면, 치료 전보다 강도와 탄력성이 향상된 것으로 보고되었다. 프롤로 치료의 조직학적 변화를 살펴보면, 자극제가 인대 내부로 들어가 섬유아세포를 활성화하여 콜라겐 생성을 촉진하고, 이로 인해 인대 조직이 더욱 강하고 탄력 있게 회복된다.

콜라겐은 인대의 주요 단백질 구성 요소로, 프롤로 치료 후 인대의 두께와 밀도가 증가하게 된다. 이 과정은 인대의 구조를 개선하고 기능을 향상시켜 통증을 줄이는 데 도움이 된다. 또한, 인대에 공급된 영양분과 세포로 인해 세포의 분열과 성장이 촉진되어 조직이 더욱 강화되고 증식하게 된다.

따라서 프롤로 치료 후 초기에는 큰 변화를 느끼지 못할 수 있지만, 시간이 지날수록 통증이 감소하고 힘이 점차 강해지면서 나중에는 주사를 맞은 팔꿈치가 더 강해지며 그 효과는 반영구적으로 지속된다. 그러나 드물게 치료에 반응하지 않는 경우가 있다면, 이는 손목, 손, 어깨, 목 또는 척추의 문제가 남아 있기 때문일 수 있다. 이러한 경우에는 관련 부위를 찾아 추가적으로 치료하는 것이 필요하다.

테니스 엘보의 경우 보통 1~2회 치료로 끝나는 경우가 많다. 하지만 어깨, 골반, 허리와 같은 부위는 구조가 넓고 복잡하여 치료해야 할 부분이 많기 때문에 여러 차례에 걸쳐 나누어 치료를 진행해야 하며, 치료할 때마다 집중해야 할 부위가 달라질 수 있다. 부위별로 필요한 치료 횟수에 대해서는 뒤에서 더 자세히 설명하겠다.

<제주도 엘보 치료 환자 카톡>

이분이 치료 후 보내오신 카톡 메시지가 특히 기억에 남는다. "왼쪽 팔(엘보)은 100% 나은 듯합니다. 오른쪽 팔(엘보)은 80% 나은 듯합니다."

시간이 지나면서 오른쪽 팔도 더 호전되기를 기대하고 있다.

수술만이 답이라고 들었던
테니스 엘보의 반전

이분 역시 기억에 남는 환자분이셨다. 60대 남성분으로, 타 정형외과에서 테니스 엘보 수술이 필요하다는 진단을 받고 유튜브 영상을 통해 찾아오셨던 분이었다. 팔꿈치 초음파 검사 결과, 인대와 힘줄이 심하게 손상된 상태임을 확인할 수 있었다.

힘줄과 인대는 뼈에 단단히 부착되어 있어야 하지만, 이 환자분의 경우에는 이들이 떨어져 너덜너덜한 상태로, 흔히 말하는 '죽은 공간'들이 보였다. 상태가 심각해 치료로 개선될 수 있을지 의문이 들 정도였다. 그럼에도 불구하고, 환자분은 수술을 원치 않으셨고, 한 번의 치료로 이 팔꿈치 문제가 해결되기를 바라셨다.

성남에서 2시간이 넘는 거리를 오셨기에 그냥 돌려보내기에는 마음이 편치 않았다. 초음파 상태가 양호하다면 긍정적인 말씀을 드릴 수 있었겠지만, 이 경우는 좋은 결과를 기대하기 어려울 수 있다고 솔직하게 설명드렸다. 그럼에도 환자분은 간절하게 치료를 원하셨고, 결국 치료를 진행하기로 결정했다. 다만, 치료 후에도 호전이 없다면 수술도 고려해야 할 수 있음을 설명드렸고, 환자분께서 충분히 이해하고 동의하신 후 시술을 진행하게 되었다.

이 환자분은 이후로 연락이 없으셔서 치료 후 힘드셨던 것은 아닌지 걱정하며 연락을 기다리고 있었다. 그런데 어느 날 젊은 남성분이 허리 통증으로 내원하셨다. 알고 보니 성남에서 오셨던 테니스 엘보 환자분의 아드님이셨다. 아버님이 60대이시니 아들은 30대였고, 대전 쪽에서 근무 중이지만 허리 치료를 위해 일부러 노원구까지 찾아왔다고 하셨다.

아드님께 아버님의 경과를 여쭤보니, 지금은 팔꿈치 상태가 많이 좋아져서 예전처럼 자동차 정비 일을 잘하고 계신다고 하셨다. 처음 방문했을 때, 팔꿈치 통증으로 인해 평생 해오던 정비 일을 그만둬야 할지 고민하셨던 아버님의 말씀이 떠올랐다. 이후 아드님은 두 달 뒤에 한 번 더 내원하여 허리 치료를 추가로 받으셨고, 아버님은 다시 일상으로 돌아가 생업에 종사하고 계신다는 이야기를 전해듣게 되어 저자 또한 기쁜 마음이 들었다.

프롤로 치료는 다양한 만성 근골격계 질환을 치료하기 위해 미국 등 여러 나라에서 80년 이상 시행되어온 방법이다. 이 치료법은 부분적인 인대 파열이나 그로 인한 인대 이완, 느슨해진 인대 손상을 치료하는 데 실용적이면서도 효과적인 접근법으로 알려져 있다.

가슴 통증을 이겨낸 주방장,
다시 주방에서 꿈을 요리하다

    40대 후반의 중국집 주방장인 이모 씨는 하루 종일 주방에서 일하는 분으로, 좌측 가슴 통증을 호소하며 내원하셨다. 가슴 통증이 생기면 심장, 폐, 늑막, 식도, 심낭막 등 다양한 원인으로 인한 가능성을 고려해야 하므로 정확한 원인 파악이 필요하다. 특히, 이 통증이 근골격계 문제에서 기인하는지를 확인하기 위해 여러 증상과 검사 결과를 종합적으로 검토해야 했다.

    겉에 있는 근육이나 뼈에서 오는 통증은 심장, 식도, 폐, 늑막 등 깊은 곳에 있는 장기에서 오는 통증과는 다르다. 근육이나 인대에 문제가 있을 때 나타나는 흉통은 보통 통증이 국소적이며, 특정 부위를 손으로 누를 때 통증이 더 뚜렷하게 느껴지는 특징이 있다.

    운동하거나 기침, 호흡, 특정 자세에 따라 통증이 악화하거나 개선되는 경우라면, 근골격계 문제일 가능성이 높다. 의사가 직접 통증 부위를 눌렀을 때 환자가 아파하거나, 특정 움직임이 통증을 유발하는 경우도 근골격계 흉통을 의심할 수 있다. 이러한 흉통은 외상, 과로, 무리한 운동, 장시간 앉아 있는 작업 등으로 인해 발생할 수 있다.

가슴 통증의 원인이 심장병, 폐 질환, 흉막 문제 등 가슴 내부 장기에서 기인한 것인지 확인하기 위해 심전도EKG, 혈액 검사, X-선 등의 추가 검사를 시행할 수 있다. 이러한 검사 결과가 정상 범위에 있다면, 근골격계 통증일 가능성이 높다.

프롤로 치료가 흉통 치료에 도움이 되는 기전은 손상된 인대와 힘줄 부위에 프롤로 치료제를 주사하여 염증 반응을 유도하는 데 있다. 이 염증 반응을 통해 혈액과 영양분이 해당 부위로 집중적으로 유입되어 손상된 조직이 회복되도록 돕는 것이다.

염증 반응의 결과로 손상된 인대, 힘줄건, 관절 주변 조직에서 섬유성 조직의 형성이 촉진된다. 이 섬유성 조직은 손상된 부위를 안정화하고 강화하는 역할을 한다. 프롤로 치료를 통해 손상된 조직이 회복되면, 인접한 신경이 자극받는 빈도가 줄어들어 통증이 감소하고, 원활한 움직임을 회복하는 데 도움이 된다.

주방장인 이모 씨는 내과적 검사 결과 특별한 이상이 없는 것으로 확인되었다. 좌측 가슴 부위를 눌렀을 때 압통이 있었기에 해당 부위에 프롤로 치료를 시행했다. 그 결과, 현재는 통증 없이 주방장으로 다시 열심히 일하고 계신다. 이분은 이후 다른 부위에 불편함이 생길 때마다 내원하여 어깨, 허리, 무릎 등도 치료받으셨고, 다행히 모두 좋은 효과를 보셨다.

프롤로 치료 후 효과를 경험한 환자들은 시간이 지나도 다시 병원을 찾는 경우가 많고, 치료 결과로 인해 주변 사람들에게도 병원을 추천하게 된다. 그래서 지인이나 가족들이 소개를 받고 찾아오는 경우도 자주 볼 수 있다.

치과의사의 팔꿈치 통증,
단 한 번의 치료로 회복된 케이스

치과의사는 하루 종일 중노동에 가까운 업무를 수행한다고 해도 과언이 아니다. 외과의사들처럼, 치과의사 역시 시술과 수술에 많은 시간을 집중해야 한다. 치과의사들이 경제적으로 안정적인 이유는 그들이 한땀 한땀 자신의 몸을 희생하며 환자들에게 헌신하기 때문이라고 생각된다.

물론 다른 직업들도 마찬가지로, 몸을 쓰든 머리를 쓰든 쉽게 돈을 벌 수 있는 방법은 없을 것이다. 특히 저자처럼 친한 친구가 치과의사인 경우, 그들의 노고가 더욱 이해가 된다. 의사들 중에서도 반복적이고 세밀한 작업을 장시간 수행해야 하는 치과의사는 특히 팔꿈치엘보 문제를 겪을 확률이 높지 않을까 생각된다.

치과의사는 항상 몸을 구부리고 환자를 진료해야 하며, 손과 팔꿈치를 반복적으로 사용하기 때문에 다양한 근골격계 문제가 발생할 수밖에 없다. 이 같은 자세와 작업을 최소 몇 년에서 수십 년 동안 지속하다 보면, 누적된 부담으로 인해 통증이나 염증, 특히 팔꿈치와 손목 등의 문제가 흔히 생길 수 있다.

치과의사에게 발생하는 팔꿈치 손상은 주로 반복적인 동작, 부적절한 작업 자세, 그리고 장시간 동안의 작업으로 인해 발생한다. 이러한 근골격계 문제는 팔꿈치뿐만 아니라 다양한 신체 부위에 영향을 미친다. 장시간 머리를 숙이고 긴장된 상태에서 작업을 하면 목의 근육과 인대에 과도한 힘이 가해져 목 통증과 어깨 통증이 생기기 쉽다. 또한 부적절한 자세로 인해 허리에 과도한 부담이 가해지거나 근육 불균형이 생기면서 허리 통증으로 이어질 수 있다.

한 번 문제가 생긴 팔꿈치, 목, 어깨, 허리 등의 통증은 쉽게 해결되지 않으며, 시간이 지나도 더했다 덜했다 하며 지속되는 경우가 많다. 이러한 상황에서 프롤로 치료는 인대를 직접 강화하여 근본적인 변화를 유도하기 때문에, 반영구적인 해결책이 될 수 있다.

또한, 프롤로 치료를 시행하는 의사는 인대뿐만 아니라 근육과 신경도 함께 치료할 수 있다. 만약 통증의학과 기능의학을 함께 공부한 의사를 만나게 된다면, 비타민, 미네랄, 그리고 기타 항산화 요법을 병행하여 치료를 받을 수 있어 더욱 효과적인 도움을 받을 수 있을 것이다.

2018년에 테니스 엘보 치료를 받은 치과의사 친구는 6년이 지난 2024년 현재까지도 상태가 매우 양호하다고 한다.

프롤로 치료 전문 의원으로서 2015년부터 4회에 걸쳐 헬스데이뉴스와의 인터뷰에 응했다. 만성 통증을 치료하고 싶어 하는 모든 분들께 다음의 인터뷰가 도움이 되길 바란다.

만성 통증 잡는 프롤로 테라피는 어떤 치료법?

프롤로 테라피(인대 강화 주사치료)를 상세하게 알려드립니다.
실제 환자 치료 과정(시술 장면) 공개

프롤로테라피 치료, 과연 기적의 치료인가?

만성 통증을 상세하게 알려드립니다.

4장

하체의 재건:
허리, 골반, 다리를 위한 프롤로 치료

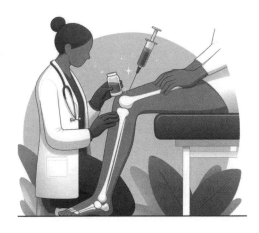

척추관협착증은 진행 단계에 따라 초기, 중기, 말기로 구분할 수 있다. 초기 단계에서는 척추의 퇴행성 변화가 시작되었지만 신경 압박이 아직 미미한 상태로, 간헐적인 통증이나 불편감이 있을 수 있다. 대부분 증상이 가벼워 일상생활에 큰 지장은 없다. MRI 영상에서 보면, 이 단계에서 척추의 퇴행성 변화로 인해 황색인대가 부풀어 오르기 시작한 상태를 관찰할 수 있다.

손자보다 무거운 물건도
거뜬히 들 수 있게 된 할머니

2002년, 65세 여성분이 예쁜 손자를 안아주고 싶어 하셨지만, 요통이 심해 손자를 안아주기도 어렵고 집안일조차 힘들다고 내원하셨다.

요통은 전 세계적으로 장애를 유발하는 주요 원인 중 하나이다. 살다 보면 누구나 한 번쯤은 허리 통증을 경험하지 않고 넘어가기가 어려울 정도로 흔한 문제이다. 통계에 따르면 전 인구의 80%가 일생에 한 번 이상 요통을 경험한다고 한다. 이들 중 다수는 자연히 회복되지만, 수개월에서 수년간 만성 요통으로 고생하는 경우도 적지 않다.

이렇게 흔히 발생하는 요통의 원인과 기전을 살펴보면, 주요 원인으로는 근육 긴장으로 인한 근육 뭉침, 신경이 눌리면서 발생하는 추간판 탈출증, 퇴행성 디스크 질환, 척추관협착증, 그리고 골관절염 등이 있다. 그 외에도 척추 분리증, 후관절 증후군 등 다양한 원인들이 요통을 유발할 수 있다.

요통으로 고통받는 대부분의 원인은 사실 척추 불안정성에서 기인할 가능성이 크다. 척추를 지지하는 인대가 약해지면서 척추가 불안정해지고, 이로 인해 통증이 발생하게 된다. 따라서 요통을 해결하려면 이러한 척추 불안정성을 개선하는 것이 중요한 관건이다.

프롤로 치료는 척추를 따라 약화되거나 늘어난 연조직을 재생시켜 통증과 불안정성을 완화하고 인대를 강화하는 치료법으로, 요통의 악순환을 멈출 수 있는 대표적인 방법이다. 요통은 프롤로 치료로 특히 효과를 볼 수 있는 질환 중 하나로, 이 치료를 통해 장기적인 통증 완화와 척추 안정성 회복이 가능할 것으로 생각된다.

대부분의 환자들은 허리 수술을 원하지 않으며, 이미 허리 수술을 받은 환자들도 추가적인 수술을 피하고 싶어 한다. 요통의 대부분은 척추와 골반이 만나는 부위에서 발생하는데, 이 부위에는 많은 인대가 존재한다. 특히 제5번 요추는 천골의 기저부와 연결되어 요천골lumbosacral 인대에 의해 고정된다. 천골sacrum은 장골 및 장골능과 연결되어 있으며, 천장관절sacroiliac 인대가 이를 고정한다. 또한, 요추는 장요인대iliolumbar ligament에 의해 장골 및 장골능과 고정되는데, 이러한 인대들이 손상되거나 과도하게 늘어나면 척추의 불안정성이 생기며, 이는 요통의 주요 원인 중 하나가 된다.

프롤로 치료법은 약해진 인대를 강화하여 척추의 안정성을 회복

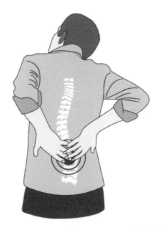

<그림 14> 전 세계 인구의 80% 이상이 경험하는 요통

하는 데 중점을 둔다. 요통에 대한 프롤로 치료 연구 결과에 따르면, 병원 방문 전 평균 5년 동안 요통을 겪었던 환자들이 치료 후 평균 통증 점수가 절반가량 감소했다. 또한, 치료 환자의 80% 이상이 보행 및 운동 능력의 개선을 경험했으며, 불안, 우울증, 전반적인 상태도 향상되었다. 75%의 환자는 진통제를 완전히 중단할 수 있었고, 치료 그룹의 약 90%가 통증의 뚜렷한 호전을 느꼈다고 한다.

저자 역시 과거에는 요통 환자가 방문하면 사실 겁이 났다. 뚜렷한 치료법이 없었고, 약물이나 물리치료로 증상을 어느 정도 완화하는 데 그치는 경우가 많았기 때문이다.

그런데 인대를 근본적으로 변화시키고 강화할 수 있는 치료법이 있다는 사실을 알게 되면서, 이를 배우고 본격적으로 치료에 적용하게 되었다. 시간이 지날수록 치료의 효과를 직접 확인하며 자신감이 점점 커졌다. 특히, 환자들이 '허리가 많이 좋아졌어요' 또는 '지인의 추천으로 찾아왔어요'와 같은 긍정적인 피드백을 전할 때마다, 이 치료법에 대한 신뢰와 확신이 더욱 깊어졌다.

개인적으로 요통 환자가 내원했을 때 가장 반갑다. 수많은 경험을 통해 어느 부위보다 효과를 본 부위이고 사실 이런 환자들이 오기를 기다리게 된다.

어르신께서 몇 차례 치료를 받으신 후, 몇 달 뒤 다른 문제로 병원에 다시 내원하셨다. 상태가 어떠신지 여쭤보니, "그때는 손자를 안아주고 싶어도 못 안았는데, 이제는 손자보다 더 무거운 것도 거뜬히 들 수 있다"라고 말씀하셨다.

어떤 환자분들은 허리에 프롤로 치료를 받은 후 '마치 허리에 떡을 붙여 놓은 것 같다'고 표현하시기도 한다. 약했던 인대 대신에 찰떡같이 강한 아군이 허리에 생긴 듯한 느낌이라는 뜻이다.

다음은 프롤로 치료의 효과를 확인할 수 있는 유튜브 영상 링크이다.

5분 걷기도 버거웠던 어르신,
이젠 10km 산책도 거뜬히 (척추관협착증 사례 1)

　이분은 척추관협착증 진단을 받은 70대 중반의 어르신이셨다. 요통과 다리 저림으로 인해 몇백 미터 이상 걷기가 어렵고, 엉덩이까지 통증이 이어진다고 하셨다. 최근 들어 이처럼 협착증 진단을 받고 내원하시는 분들이 부쩍 많아졌다.

　척추관협착증은 척추관이 좁아져 신경을 압박하면서 다양한 증상을 일으키는 질환이다. 여기서 '협착'이란 '좁아짐'을 의미하며, 척추관이 좁아지거나 눌리면서 신경에 압박이 가해질 때 발생한다. 이 과정에는 인대, 뼈, 관절의 문제들이 함께 작용할 수 있다. 척추관협착증의 증상은 발생 부위에 따라 달라질 수 있지만, 가장 흔한 증상으로는 요통, 다리 통증, 저림 등이 있다. 또한, 다리 근육이 약해지고 보행 장애가 나타나는 경우도 많다.

　척추관협착증이 진행되면 신경이 눌리면서 다양한 증상이 나타날 수 있다. 걷거나 활동할 때 다리에 마비 증세가 오거나 감각이 무뎌지는 경우, 심한 경우 마비로 인해 대소변 조절이 어려워져 요실금이나 변실금이 발생하기도 한다. 이러한 증상이 나타난다면 상태가 상당히 심각하다고 볼 수 있으며 반드시 의사와의 상담이 필요한 시점이다.

척추관협착증의 특징 중 하나는 걷다가 중간에 쉬거나 주저앉아야 한다는 점이다. 앉아 있을 때는 비교적 괜찮지만, 걷기 시작하면 허리와 허벅지에 통증이 생기고, 결국 허리를 구부리고 쉬어야 다시 걸을 수 있게 된다.

척추관협착증은 MRI라는 정밀 방사선 검사를 통해 진단되며, 전문의가 다양한 요소를 종합적으로 평가하여 진단을 내린다. 하지만 MRI 소견과 실제 증상 간의 연관성은 복잡하며, 연구에 따르면 MRI에서 발견되는 이상 소견이 반드시 증상과 일치하지는 않는다. 예를 들어, 디스크 탈출과 같은 구조적 이상이 있어도 요통이 없는 경우가 많고, 반대로 요통이 있음에도 MRI 결과가 정상인 경우도 있다.

요통과 MRI의 연관성에 대한 많은 연구가 진행되어왔는데, 2021년 척추 저널에 발표된 연구에서는 척추관협착증 자체가 요통의 원인이 되는지에 대해 논의했다. 연구자들은 MRI에서 협착증이 발견되더라도, 그것이 반드시 환자의 문제를 일으키는 원인이라고 볼 수는 없다고 제안했다. 그들은 "요추 골격근량 감소, 척추 골반 부정렬, 추간판 변성 및 종판end plate 이상은 요통과 관련이 있을 수 있다. 그러나 이러한 요인들이 척추관협착증 환자의 요통을 유발하는지는 아직 명확하지 않다"라고 보고했다.

일본에서 실시한 연구에 따르면, 요통이나 기타 증상이 없는 무증상 환자들 중 상당수가 방사선 검사에서 척추관협착증을 가지고 있는 것으로 나타났다. 평균 연령이 60대 중반인 900명 이상의 환자를 대상으로 한 MRI 촬영에서 척추관협착증이 매우 흔하게 발견되었다.

그러나 환자들에게 요통이나 기타 척추 문제를 물어보았을 때, 실제로 척추관협착증으로 인한 불편을 호소하는 경우는 드물었다. MRI는 요통이 있을 때 척추관협착증을 발견하는 데 도움을 주지만, 발견된 협착증이 반드시 통증을 유발하는 것은 아닐 수 있다.

따라서 척추관협착증이 통증을 유발하지 않는다면, 요통이나 다리 통증의 원인은 다른 요인일 가능성이 크다. 그렇다면 그 원인은 무엇일까? 척추관이 좁아진다고 해서 그 자체로 통증을 일으키는 것은 아니다. 문제는 뼈와 디스크를 지지하는 인대가 약해지면서, 구조물들이 흔들리며 불안정해져 신경을 압박하게 되는 데 있다. 이로 인해 걷는 동안 통증이 점점 더 심해진다. 결국, 강한 인대가 있다면 발생하지 않을 문제들이, 약해진 인대로 인해 불안정해진 조직들이 신경을 자극하면서 통증을 유발하는 것이다.

요통의 90%는 디스크 탈출을 초래할 수 있는 인대와 근육의 과도한 사용, 긴장, 물건을 들어 올리거나 허리를 구부리는 동작 등으로 발생한다. 인대는 디스크를 제자리에 고정하는 역할을 하는데, 이 인대가 약해지면 디스크가 탈출할 가능성이 높아진다.

프롤로 치료를 시행하는 의사는 다양한 신체검사를 통해 허리 인대의 이완이나 불안정성 정도를 평가한다. 검사 결과, 인대가 약해진 환자는 통증을 호소하게 되는데, 이러한 통증을 발견하면 프롤로 치료가 해당 환자에게 매우 효과적일 수 있다는 신호로 여겨진다.

이런 환자들에게 프롤로 척추 인대 치료는 효과적인 해답이 될 수 있다. 따라서 척추관협착증 진단을 받은 환자에게도 인대를 강화하는 포괄적인 프롤로 치료를 제공하는 것이 이상적인 치료법이 되는 경우가 많다.

요통에 대한 프롤로 치료 연구 결과를 보면, 캐나다의 한 대학에서 1999년부터 2006년까지 약 200명의 환자를 대상으로 진행된 연구에서, 프롤로 치료를 받은 환자들의 삶의 질 점수가 마지막 치료를 하고 1년이 지난 후 유의미하게 개선된 것으로 나타났다. 이 연구는 숙련된 의사가 다양한 증식 치료제를 사용해 프롤로 치료를 시행할 때, 인대 손상으로 인한 요통에 효과적인 치료법이 될 수 있음을 시사했다.

프롤로 치료는 '실패한 요통 증후군' 환자에게도 기능 개선과 함께 연조직 손상 및 압통을 크게 완화하는 효과가 있다. 국제 근골계 의학 저널에 발표된 다른 연구에서도, 영국 연구자들은 척추 조작이나 물리치료 같은 보존적 치료에 반응하지 않는 환자들을 대상으로 프롤로 치료의 효과를 연구했다. 이 연구는 오랜 기간 심한 통증과 장애를 겪은 환자들을 대상으로 진행되었으며, 3~5주 동안 총 3회의 주사를 포함한 프롤로 치료를 시행한 결과, 응답자의 91%가 12개월 후 증상이 호전되거나 악화되지 않은 것으로 나타났다.

프롤로 치료는 손상된 척추 인대 부위에 고농도의 포도당을 여러 지점에 주사하는 방식이다. 각 주사는 뼈와 인대가 만나는 부위에 주입되며, 주사액이 해당 부위에 침투하여 인대를 증식시키고 회복을 촉진하도록 돕는다.

프롤로 치료는 천장관절, 극돌기, 후관절, 장골, 골반 등 허리 전체 부위를 대상으로 한다. 요통의 상태에 따라 치료 빈도는 달라질 수 있으며, 1~2주 혹은 4~6주 간격으로 3~12회 정도의 치료가 필요할 수 있다.

이 환자에게는 요추, 흉추, 경추뿐만 아니라 골반과 앞쪽 허리치골 및 사타구니를 지나는 앞쪽 고관절 부위, 옆쪽 허리대퇴근막긴장근 및 기타 부위, 그리고 흉골과 쇄골에 이르는 전방위적인 인대 증식 치료를 실시했다. 그 결과, 현재 어르신께서는 10km를 걸어도 아무 문제 없이 생활하고 계신다. 척추관협착증 진단이 있었음에도 프롤로 치료로 온전하게 호전되는 사례를 보여준 경우이다.

허리 통증으로 설거지 중 물건을 놓쳤던 주부, 다시 찾은 강한 허리

2018년에 경기도 구리에서 유튜브 영상을 보고 찾아오신 60대 여성 환자분이 있었다. 허리 통증으로 인해 설거지 중 물건을 자주 떨어뜨릴 정도로 고생하셨다. 주부들은 매일 반복되는 설거지와 집안일로 허리 통증에 시달리기 쉽다.

이 환자분은 오랫동안 요통으로 고생해온 만성 요통 환자로, 증상이 심해지거나 완화되기를 반복하며 여러 치료에도 큰 효과를 보지 못한 상태였다. 허리 중앙과 골반 양쪽의 통증을 호소하셔서 해당 부위에 프롤로 치료를 시행했으며, 허벅지 뒤쪽 햄스트링 근육이 부착되는 궁둥뼈 결절ischial tuberosity까지 치료를 진행했다. 또한 등뼈인 흉추와 경추목 부위도 함께 치료하여 전반적인 개선을 도모했다.

이분은 예전에는 설거지할 때 목이 앞으로 나오고 허리가 굽었지만, 척추 치료 후 힘이 생기면서 이제는 허리를 굽히지 않고 꼿꼿하게 집안일을 하실 수 있게 되었다.

허리 통증이 있었지만 등과 목 부위를 함께 치료한 데는 중요한 이유가 있었다.

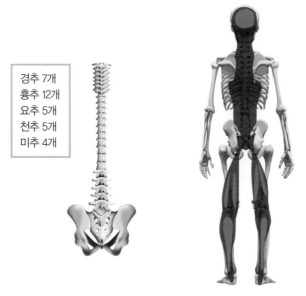

경추 7개
흉추 12개
요추 5개
천추 5개
미추 4개

〈그림 15〉 요추, 흉추, 경추의 모습

그림에서 보듯이, 요추허리뼈, 흉추등뼈, 경추목뼈는 서로 연결되어 있다. 허리는 인체에서 가장 큰 하중을 견디는 부위 중 하나이며, 요추, 흉추, 경추는 함께 움직인다. 이러한 척추의 연동 기전은 척추 구조와 근육, 인대 등의 역할에 의해 이루어진다.

요추가 프롤로 치료로 강화되었더라도, 흉추와 경추의 인대가 약하면 요추의 안정성을 지속적으로 유지하기 어렵다. 이는 척추가 기차처럼 서로 연결되어 있기 때문이다. 또한 요추만 치료하더라도 흉추나 경추에 문제가 남아 있으면 요통이 재발할 가능성이 높아진다.

흉추와 경추는 인체의 자세를 제어하고 균형을 유지하는 중요한 역할을 한다. 이 부위들이 제대로 작동하지 않으면 체형 불균형이 초래되어 요통이 발생할 수 있다. 따라서 요통 치료 시에는 흉추와 경추도 함께 교정하여 전체적인 안정성을 확보해야 요통이 효과적으로 개선된다.

한 부위를 치료하면 다른 부위에도 긍정적인 영향을 미칠 수 있다. 예를 들어, 흉추나 경추를 치료하면 전체 척추의 균형이 유지되어 요추의 치료 효과도 함께 개선될 수 있다. 따라서 요통 치료 시 요추뿐만 아니라 흉추와 경추를 함께 치료하는 것이 더욱 효과적일 수 있다.

유튜브 영상에서도 말씀드렸듯이, 허리는 단지 뒤쪽에만 있는 것이 아니다. 저자는 허리가 앞쪽에도 있다고 표현하고 싶다. 이를 '앞의 허리'라는 말로 설명하고자 한다. 물론 '앞의 허리'라는 의학적 용어는 존재하지 않지만, 허리 통증이 앞쪽 문제에서도 발생할 수 있음을 이해하기 쉽게 하기 위해 이 표현을 사용한 것이다.

'앞쪽 허리'라고 하면 복부 근육이나 앞쪽 골반 부위를 생각하면 된다. 인체의 뒤쪽에는 요추, 흉추, 경추가 위치해 있지만, 앞쪽에는 흉골이 있으며, 그 아래에는 복강이라는 공간이 뼈 없이 자리하고 있다. 이 복강은 복막으로 둘러싸여 있고, 복부 근육이 이를 덮고 있다.

복부 근육은 허리와 상체를 연결하며 몸의 균형을 잡아주는 중요한 역할을 한다. 그런데 복부 근육이 약해지면 몸의 균형이 무너지고, 그 부담이 허리 근육으로 가게 된다. 이로 인해 허리 근육이 긴장하게 되고, 결국 요통허리 통증이 생길 수 있다.

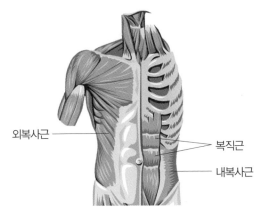

〈그림 16〉 외복사근, 내복사근, 복직근의 모습

제왕절개수술과 여성의 요통 발생 사이의 관계를 보면, 제왕절개는 복부 근육을 절개하여 태아를 분만하는 수술로, 수술 후 최대 60%의 여성에게 요통이 발생한다고 한다. 이러한 통증은 수술 후 2~3개월 이내에 시작되며, 이후에도 지속적으로 나타날 수 있다.

그 외에도 복부를 절개하는 개복 수술복강경이나 로봇 수술로 할 수 없는 후에는 복부 근육이 손상되고 약해질 수 있다. 복부와 허리는 함께 작용하여 몸의 중심을 지지하고 균형을 유지하는데, 복벽에 문제가 생기면 복부의 허리 지지 기능이 감소하여 요통이 발생할 수 있다. 요통으로 인해 운동을 하지 못하게 되면 다른 근육들까지 약해질 위험이 있다.

따라서 허리 통증을 치료할 때는 요추뿐만 아니라 흉추와 경추도 함께 치료해야 하며, 어깨에 문제가 동반된 경우에는 어깨도 함께 치료하는 것이 중요하다. 또한, 허리 문제는 종종 골반 문제와 연결되어 있기 때문에, 골반에 문제가 있으면 이를 함께 치료하는 것이 효과적이다.

저자는 복근 문제도 함께 치료한다. 이는 오랫동안 긴장되어 있던 복근의 통증 유발점을 해결하면 근육 균형이 개선되어 허리에 가해지는 부담이 줄어들고, 요통이 호전될 수 있기 때문이다. 복부 근육은 코어 근육의 일부로, 척추의 안정성을 제공하는 중요한 역할을 한다. 따라서 복부 근육을 치료하면 허리의 안정성이 향상되어 요통이 완화될 수 있다.

복부 근육의 통증 유발점은 주로 근육의 긴장과 경직으로 인해 발생한다. 이러한 긴장을 완화하는 치료를 통해 복부 근육과 허리의 긴장 상태를 개선할 수 있으며, 결과적으로 요통이 감소할 수 있다. 프롤로 치료는 이처럼 연약했던 여성의 허리를 강하게 만들어주는 데 도움을 준다.

10분도 힘들었던 김 여사의 외출,
이제는 1시간 넘게 쇼핑 (척추관협착증 사례 2)

도봉구에서 오신 60대 중반 여성 환자분이셨다. 양쪽 다리의 당김 증상으로 내원하셨으며, 특히 우측 다리의 증상이 더 심하다고 하셨다. 다른 병원에서 4차례 신경 차단술을 받았지만 효과가 없었다 했다. 우측 다리를 검사한 결과, 좌측에 비해 근육이 눈에 띄게 위축되어 있었다. 5~10분만 걸어도 다리가 떨리고 힘이 빠져 더 이상 걷기 힘들었다. 한참 서 있거나 쭈그려 앉아야 증상이 잠시 완화되어 걷기를 반복했지만, 잠깐 걸으면 증상이 다시 나타났고, 결국 외출을 포기하고 집 안에만 머물게 된 상태였다.

전형적인 척추관협착증 소견이었으며, 타 병원에서 촬영한 MRI에서도 같은 진단을 받으셨다. 척추관협착증은 척추를 둘러싼 신경 공간이 좁아지면서 신경을 압박하는 질환으로, 중장년층에서 흔히 발생한다.

척추관협착증은 진행 단계에 따라 초기, 중기, 말기로 구분할 수 있다. 초기 단계에서는 척추의 퇴행성 변화가 시작되었지만 신경 압박이 아직 미미한 상태로, 간헐적인 통증이나 불편감이 있을 수 있다. 대부분 증상이 가벼워 일상생활에 큰 지장은 없다. MRI 영상에서 보면, 이 단계에서 척추의 퇴행성 변화로 인해 황색인대가 부풀어 오르기 시작한 상태를 관찰할 수 있다.

중기 단계로 진행되면 척추 변화가 심해지면서 신경 압박이 증가해 증상이 더 빈번하게 발생한다. 이 시기에는 통증, 저림, 감각 이상, 근력 저하 등의 증상이 나타나며, 일상생활에도 영향을 미친다. 특히, 걸을 때 통증이 심해지고 앉아 있거나 몸을 앞으로 기울이면 통증이 일시적으로 완화된다. MRI상에서는 척추관 중앙 공간이 30% 이상 좁아진 소견이 보인다.

말기 단계에서는 척추 변화가 극심해져 신경 압박이 매우 심해진 상태로, 지속적이고 심한 통증과 감각 이상, 근력 약화가 나타나며 일상생활에 큰 어려움을 겪게 된다. 이 단계에서는 걷거나 서 있는 것이 어렵고, 요실금이나 무감각 같은 추가적인 장애가 발생할 수 있다. MRI상에서는 척추관 공간이 50% 이상 좁아져 심한 보행 장애를 동반하는 상태로 나타난다.

이 환자분은 중기에서 말기로 진행되는 단계였지만, 4회 치료만으로 1시간 이상 통증 없이 걸을 수 있게 되었다. 이제 시장에 나가 장을 보고 오실 정도로 일상생활이 개선되었다.

다음의 유튜브 영상을 확인해보기 바란다.

이 환자분에게도 허리, 골반, 발목을 함께 치료했는데 그 이유는 이 부위들이 구조적으로 긴밀히 연결되어 있기 때문이다. 인체의 구조는 마치 체인처럼 상호작용하며 움직이는데, 허리, 골반, 발목은 서로 영향을 주고받는다. 예를 들어, 골반이 불안정하면 허리에 부담이 가중될 수 있으며, 발목의 문제는 허리의 자세와 움직임에까지 영향을 미칠 수 있다. 따라서 이러한 부위들을 함께 치료함으로써 더 효과적인 회복을 도울 수 있다.

따라서 요통을 완화하고 재발을 방지하려면 골반과 발목을 함께 치료하는 것이 중요하다. 이 환자분의 경우, 과거에 발목을 삐끗한 병력이 있었고, 한쪽 다리의 근육이 다른 쪽보다 위축된 상태였는데, 이는 근육 불균형을 의미한다. 이 경우에는 반드시 발목에 문제가 있는지 확인하고, 문제가 발견되면 함께 해결해주어야 한다.

발목을 치료하는 또 다른 이유는 우리가 매일 발을 딛고 걷기 때문이다. 발목이 흔들리거나 불안정하면 무릎에 영향을 미치고, 이는 골반, 허리, 어깨, 목, 머리까지 연쇄적으로 문제를 일으킬 수 있다. 이러한 종합적인 접근은 요통의 근본 원인을 찾아내고 치료하는 데 도움이 되며, 재발 방지에도 효과적이다. 반면, 발목과 골반 문제를 해결하지 않고 허리만 치료한다면, 이는 '숲을 보지 않고 나무만 보는' 단편적인 치료에 불과할 수 있다.

허리에서 발까지 이어지던 다리 저림, 사라진 통증

먼저 다음의 유튜브 영상을 시청하면 좋을 것 같다.

다리가 저리다는 분들이 의외로 많은데 이런 경우 여러 가지 가능성이 있는 질병 및 원인을 살펴보자.

1. **좌골신경 압박으로 인한 좌골신경통:** 척추 또는 골반 부위에서 신경이 눌리거나 손상되면 엉덩이, 다리, 발까지 저림과 통증이 발생할 수 있다.

2. **요추관 추간판 탈출증(lumbar disc herniation):** 척추 디스크가 약해지거나 손상되면서 탈출하여 신경을 압박할 경우 요통과 다리 저림, 또는 다리 통증이 나타날 수 있다. 신경이 심하게 눌리면 발목이나 발가락의 마비, 감각 저하와 같은 신경 증상이

동반될 수 있다.

3. **척추관협착증(spinal stenosis):** 척추관이 좁아지면서 신경이 눌리게 되면 저림, 통증, 감각 이상 등의 증상이 발생할 수 있다.

4. **골반 및 엉덩이 문제:** 골반 불균형, 엉덩이 근육 및 인대의 문제 등으로 인해 다양한 증상이 나타날 수 있다.

5. **말초신경병증:** 당뇨, 알코올 중독, 비타민 결핍 등으로 인한 말초신경 손상이 있을 경우 발생할 수 있다.

1번부터 4번까지의 사례에 해당하는 경우, 프롤로 치료를 통해 증상이 어느 정도 호전될 수 있는지 먼저 전문의와 상담해보는 것이 좋다. 5번의 경우에는 질병의 근본 원인에 대한 치료가 필요하므로, 각 분야의 전문의와 협진이 필요할 수 있다.

프롤로 치료를 전문으로 하는 의사는 근골격계 병변에 특화되어 있어 병변이 있는 각 부위의 정확한 치료 포인트를 찾아 주사를 놓는다. 또한, 환자의 상태를 면밀히 체크하면서 다음 치료 부위를 결정하여 맞춤형 치료를 진행한다.

먼저 요추와 골반이 만나는 부위를 치료한 후, 이어서 골반과 다리가 만나는 부위를 치료한다. 그다음, 복근과 치골이 만나는 부위와 사타구니를 지나가는 앞쪽 부위를 순차적으로 치료하며, 이러한 순서로 하지의 통증 부위를 정확히 조정해나가야 한다.

또한, 앞서 언급한 하이드로 다이섹션을 동시에 사용하여 하지의 유착된 근육과 신경 압박 문제를 동시에 함께 해결한다. 프롤로 치료로 강한 인대와 힘줄이 형성되면, 인대와 힘줄 문제로 발생한 저림 증상이 개선될 수 있으며 실제로 이러한 치료를 통해 상당한 호전을 보이는 사례들을 경험했다.

저림으로 내원하신 분들도 이러한 방법을 통해 저림이 사라진 사례가 많다. 모든 통증에는 신경 요소가 있으며, 우리가 느끼는 통증은 신경을 통해 뇌로 전달된다. 통증은 관절이 불안정하거나, 인대가 과도하게 늘어나거나, 신경이 눌릴 때 발생할 수 있다. 따라서 신경이 눌리는 부위를 해결하고 치료를 진행하면, 신경에 필요한 영양이 공급되어 통증이 호전될 수 있다.

프롤로 치료와 함께 신경을 풀어주는 치료를 병행하면 환자들은 종종 즉각적인 통증 완화를 경험하게 된다. 신경 눌림은 관절의 불안정성, 외상, 퇴행성 관절염 등으로 인해 발생할 수 있다. 프롤로 치료를 통해 인대 구조를 복구하면서 신경 치료를 촉진하기 위한 적절한 용액을 함께 사용하면 신경통이 완화되는 효과를 기대할 수 있다.

모든 저림 증상의 환자들이 수술을 받아야 하는 것은 아니다. 실제로 수술이 필요한 저림 증상의 환자는 매우 드물며, 주로 저림보다는 대소변을 조절하지 못할 정도의 심한 신경 압박이 있거나 종양이 있을 때 수술을 고려하게 된다.

저림 증상이 인대나 근육 문제로 인해 발생할 수 있다는 점을 반드시 인지해야 한다. 인대가 약해지면 근육이 뭉치고 긴장되면서 혈액순환이 저하되고, 신경을 압박해 통증이 발생할 수 있다. 수술을 고려하기 전에, 최소 두 명 이상의 전문의를 만나 수술이 꼭 필요한지 확인하고, 가능하다면 비수술적 대안으로 프롤로 치료 전문의를 먼저 상담해보라고 권한다.

엉덩방아 이후 시작된
꼬리뼈 통증 극복 사례

70대 여성분이 꼬리뼈 통증으로 내원하셨다. 혹시 '만성 미골통' 이라는 말을 들어본 적이 있는지 모르겠다. 미골은 꼬리뼈를 의미하며, 꼬리뼈에 지속적인 통증이 있는 상태를 만성 미골통이라고 한다. 꼬리뼈 통증의 원인은 여러 가지가 있을 수 있지만, 이분의 경우에는 과거 엉덩방아를 찧은 후 꼬리뼈가 안쪽으로 말려 들어가, 평생 동안 통증을 겪어오신 사례이다.

이 질환이 있으면 오래 앉아 있거나 앉았다 일어날 때 심한 통증

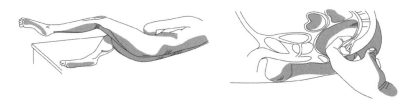

〈그림 17〉 꼬리뼈 진찰 및 도수정복술 모습

이 나타날 수 있다. 서 있는 자세가 오히려 편하고, 부부 관계도 어려워져 피하게 되며, 배변 시 통증이 더욱 심해질 때가 있다. 이 만성 미골통에 대한 치료는 비수술적 요법으로 시술을 통해 이루어지며, 앞으로 밀린 꼬리뼈를 최대한 원래 위치로 되돌리기 위해 환자가 옆으로 누운 자세에서 시술을 진행한다.

시술 방법은 의사가 항문을 통해 직장에 손가락을 넣어 직장 뒤쪽에 위치한 뼈들을 원래 위치로 복원하는 방식으로 진행된다. 이 과정에서 손을 이용한 도수 정복술을 실시한 후, 꼬리뼈를 지지하는 인대를 강화하고 대둔근, 항문거근, 미골근 등 꼬리뼈에 부착된 근육들을 함께 치료하여 통증 완화를 도모한다. 시술 자체에 어려움을 느끼시는 환자의 경우, 수면 상태에서 시술을 진행하기도 한다그림 참조.

이 시술을 통해 꼬리뼈 통증이 개선될 뿐만 아니라, 놀랍게도 만성 두통이 함께 호전되는 경우도 있다. 낙상으로 꼬리뼈 아탈구가 생기면 근골계의 불균형이 발생할 수 있다. 그렇다면, 왜 이런 불균형이 두통과 관련이 있을까?

꼬리뼈는 척추의 가장 끝부분에 위치하며, 척추 전체의 균형과 연결성을 유지하는 중요한 역할을 한다. 기차의 마지막 칸에 비유할 수 있는 이 부위에 문제가 생기면 척추 전체에 영향을 미칠 가능성이 있다. 척추는 머리와 직접 연결되어 있기 때문에, 꼬리뼈의 이상은 뇌와 신경계에까지 영향을 미칠 수 있다. 특히, 꼬리뼈가 탈구되면 주변 근육의 긴장이 증가하게 되고, 이 긴장은 척추를 따라 상체와 목으로 전달되어 두통을 유발할 가능성이 높다.

꼬리뼈를 치료하면 이러한 불균형이 개선되면서 두통 증상도 완화되는 경우가 나타날 수 있는 이유이다.

영국에서 프롤로 치료를 자주 시행했던 한 전문 의사에 따르면, 만성 두통이 꼬리뼈 치료를 통해 함께 개선된 사례가 많았다고 한다. 해결되지 않는 두통이 있을 경우, 꼬리뼈에 문제가 없는지 확인해보는 것이 중요하다고 조언했다.

과거 엉덩방아를 찧은 경험이 있고 꼬리뼈 통증과 함께 해결되지 않는 두통이 있다면, 프롤로 치료 전문의를 찾아가는 것도 좋은 방법이다. 실제로 이 70대 여성분은 꼬리뼈 치료 후 평생의 고질적인 두통과 통증에서 벗어났다며 진심 어린 감사의 말을 전해주셨다.

척추 압박 골절 극복한
두 여성 환자가 전하는 희망의 메시지

50대와 70대 여성분 모두 유튜브에 소개된
척추 압박 골절 후 프롤로 치료 사례를 보고 내
원하셨다. 특히 50대 여성분은 비교적 젊은 나

이임에도 척추 골절로 인해 앉았다 일어날 때마다 책상을 짚어야
할 정도로 어려움을 겪으셨다. 그러나 3~4회 치료 후 내원하셨을
때는 혼자서도 일어나 걸으시는 모습을 보고, 저자 또한 큰 놀라움
을 느꼈다.

70대 여성 환자분께서는 전라도에서 새벽 5시에 출발하여 골절
로 인한 통증을 참아가며 서울까지 내원하셨다. 치료를 받고 고향
으로 돌아간 후에도 여러 차례 서울을 오가며 지속적으로 치료를
받으셨다. 따님은 치료가 진행되면서 어머니께서 의자에서 스스로
일어나고 걸어 다닐 정도로 차츰 회복되는 것을 보며 거리의 어려

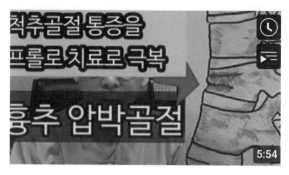

〈사진 1〉 흉추 압박 골절에 관한 유튜브 영상

움도 마다하지 않고 계속해서 모셔 오셨다.

척추 골절은 누구에게나 발생할 수 있으며 다양한 치료 정보가 있지만, 여전히 제대로 치료되지 않는 안타까운 질병 중 하나이다. 척추 골절은 골절 부위의 통증이 가장 큰 문제이지만, 그 외에도 여러 가지 다양한 문제를 유발할 수 있다.

척추 골절이 발생하면 우선 보조기로 척추를 고정해 안정성을 유지하고, 통증 완화와 골절 부위의 안정화를 위해 입원 치료를 받게 된다. 이후 척추 성형술이라는 시술을 시행하는데, 이 시술은 액체 상태의 뼈 시멘트를 골절된 척추체에 주입하여 진행된다. 뼈 시멘트는 골절로 약해진 뼈 구조를 강화하고 척추의 안정성을 회복시켜 통증을 감소시키는 데 중요한 역할을 한다.

가능한 빠른 시기에 시술할수록 효과가 좋으며, 적어도 골절 후 6개월 이내에 시행해야 효과를 기대할 수 있다. 그러나 문제는 이러한 치료 시기를 놓치는 경우가 많다는 점이다. 더욱 근본적인 문제는, 이러한 치료로는 인대와 힘줄의 근본적인 문제를 해결하지 못한다는 한계가 있다는 것이다.

척추 골절의 근본적인 문제는 골다공증에 있다. 골다공증으로 뼈가 약해지면, 뼈와 섬유질이 만나는 부위가 약해지면서 인대와 힘줄이 느슨해지게 된다. 이러한 이완은 특히 척추뼈 주변의 안정성을 저하시켜 추가적인 문제를 야기할 수 있다.

이렇게 약해진 뼈와 인대가 있는 상태에서 낙상이 발생하면 골절로 이어질 수 있다. 프롤로 치료는 인대가 뼈에 부착되는 접합 부위에 실리콘을 주입하듯 작용하여 압박된 척추 골절 부위를 안정화하는 역할을 한다.

압박 골절이 발생한 부위를 치료하는 것은 물론, 경추목뼈부터 요추허리뼈까지 연결된 척추 인대에 증식제를 주입하면 결합 조직 생

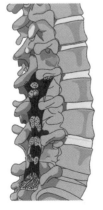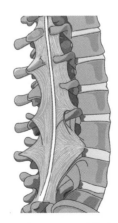

〈그림 18〉 좌측: 치료 전, 우측: 치료 후 척추의 안정성이 향상된 모습

성이 증가하여 손상된 인대가 강화되고 긴장된 근육, 신경이 완화된다. 또한, 증식제는 성장인자를 자극해 연결 조직의 생성을 촉진하며, 이를 통해 척추의 안정성이 향상되고 통증이 감소하는 효과를 기대할 수 있다.

이러한 효과는 즉각적으로 나타나지 않을 수 있지만, 시술 후 2~3개월이 지나면서 시간이 흐를수록 인대가 점차 강해진다. 그 결과, 환자는 이전에 신음 소리를 내며 힘겹게 일어나던 것에서 벗어나 도움 없이 스스로 일어나고 걷는 단계에 이를 수 있다.

척추 골절을 특히 초기에 잘 치료해야 하는 이유는 단순히 척추 통증만의 문제가 아니기 때문이다. 척추 압박 골절로 인한 통증과 불편함은 주변 근육의 긴장과 경련을 유발하여 목, 어깨, 허리, 엉덩이, 또는 다리에도 통증을 일으킬 수 있다. 또한, 척추 압박 골절로 인해 척추가 변형되거나 손상되면 신체 자세에도 영향을 미쳐, 장기적인 문제로 이어질 가능성이 있다.

경추부터 요추까지 이어지는 척추 구조와 관련된 근육 및 인대에 장애가 발생하면, 통증으로 인해 환자의 일상 활동과 운동량이 줄어들게 된다. 이에 따라 근력이 약화되고, 근육과 관절이 굳으며 근감소증과 골다공증의 위험이 높아진다. 이러한 상태가 지속되면 결국 낙상, 재골절, 그리고 다른 부위의 골절로 이어질 수 있다.

통증과 운동 제한은 심리적 문제를 일으켜 우울증, 불안, 스트레스, 그리고 수면장애와 같은 심리적 증상을 초래할 수 있다. 또한,

척추 압박 골절로 인해 흉추가 압박되면 폐의 확장력과 호흡 운동이 제한될 수 있으며, 이는 폐 기능 저하와 호흡 곤란을 유발할 위험이 있다.

따라서 초기에 적절한 치료가 매우 중요하며, 척추 치료 후에도 통증이 남아 있는 경우에는 후방뿐만 아니라 전방 구조들흉골, 쇄골, 복직근, 치골, 골반 앞쪽 등도 함께 치료해야 한다. 후방 척추에 생긴 문제는 후방 구조뿐만 아니라 전방의 관련 구조에도 영향을 미칠 수 있기 때문이다.

이와 같이 척추 골절과 같은 심각한 질환은 환자에게 최대한의 관심과 배려를 기울이며, 전방위적인 치료를 실시할 때 비로소 좋은 결과를 기대할 수 있다.

요통을 극복한 미국 태권도 사범, 프롤로 치료 전도사가 된 사연

태권도는 강도 높은 운동과 격투 기술로 인해 근골격계 손상이 발생할 가능성이 큰 스포츠이다. 특히, 시합이나 연습 중 하체를 집중적으로 사용하기 때문에 발목 염좌, 무릎 연골 및 인대 손상, 허리 염좌 같은 부상이 흔히 발생한다.

미국에서 소개로 방문하셨던 한 태권도 사범님의 경우도 2017년에 뉴욕에서 오신 분으로, 당시 40대였다. 그는 허리 손상과 심한 다리 저림으로 인해 마치 끊어지는 듯한 통증을 호소했다.

이분은 이미 뉴욕에서 네 차례에 걸쳐 척추 시술과 신경 차단술을 받았으나 큰 효과를 보지 못하고 있었다. 그러던 중 친척의 소개로 한국을 방문하게 되어 허리와 골반 부위에 세 차례의 프롤로 치료를 받았다.

요통의 대부분은 인대, 근육, 디스크와 같은 연조직의 문제로 인해 발생하는데, 많은 사람이 디스크 탈출이나 척추관협착증을 주요 원인으로 알고 있지만, 사실 인대 손상이 더 중요한 원인으로 작용할 수 있다. 실제로 요통에 대한 연구에 따르면, 디스크 탈출로 인해 요통이 발생하는 경우는 전체의 4%에 불과하다고 보고되고 있다.

1970년대에 CT컴퓨터 단층촬영 검사가 도입되고, 1980년대와 1990년대에 MRI자기공명영상 검사가 대중화되면서 사람들은 요통의 원인으로 디스크에 주목하기 시작했다. 이는 이러한 검사에서 디스크가 쉽게 관찰될 수 있기 때문이다. 반면, 인대 손상은 CT나 MRI 검사에서 잘 드러나지 않아 대부분 간과되었고, 결과적으로 CT 검사가 등장한 이후로 디스크가 모든 요통의 주요 원인인 것처럼 인식되게 되었다.

MRI 검사나 CT 검사는 의학적 판단을 돕는 보조 수단일 뿐, 절대적인 진단 기준이 될 수는 없다. 실제로 MRI 검사에서 디스크 소견이 발견되지만 증상이 전혀 없는 환자들도 많이 있으며, 반대로 증상이 매우 심한데도 MRI 검사에서는 아무런 이상이 나타나지 않는 경우도 있다.

많은 연구에서 통증이 없는 사람들 중에서도 MRI 검사에서 비정상적인 소견이 나타날 수 있다고 보고하고 있다. 한 연구에서는 통증이 없는 환자 100명 중 65명, 즉 65%가 MRI 검사에서 허리 디스크요추 추간판 탈출증 소견을 보였다고 한다. 이는 MRI 결과가 반드시 통증의 유무나 증상의 심각성과 직접적인 연관이 없을 수 있음을 시사한다.

요통으로 병원을 방문해 MRI 검사를 진행했을 때, 정형외과나 신경외과 의사가 통증의 원인을 허리 디스크로 진단하면, 실제로는 다른 원인에 의해 발생한 통증임에도 불구하고 MRI 결과만을 근거로 디스크를 원인으로 간주해 치료를 진행할 수 있다.

외과 의사들 역시 통증의 정확한 원인을 명확히 알지 못하는 경우가 있어 '잘못된 MRI 결과'를 바탕으로 수술을 결정할 가능성이 있다. 이러한 경우, 불필요한 수술이 이루어질 수 있으며, 수술 후에도 기대했던 통증 완화가 이루어지지 않는 문제가 발생할 수 있다.

최근 몇 주간 지속되는 요통이 있을 때, MRI나 CT 검사에서 디스크 문제가 발견되면 수술이 필요하다고 생각하는 경향이 있다. 그러나 연구에 따르면, 수술적 치료와 비수술적 치료의 장기적인 결과는 큰 차이가 없다는 것이 밝혀졌다. 따라서 디스크 탈출이나 파

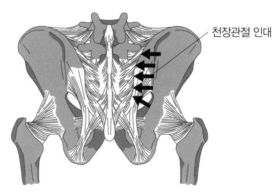

천장관절 인대

〈그림 19〉 천장관절 인대의 모습

열이 발견되더라도 이를 수술의 절대적인 이유로 삼기보다는 비수술적 치료를 우선 고려하는 것이 좋다.

실제로 '천장관절 인대 약화'는 좌골신경통의 가장 큰 원인 중 하나이며 만성 요통의 흔한 원인으로 알려져 있다. 또 다른 원인으로는 '이상근 증후군'이 있다. 이상근은 좌골신경 바로 위를 지나가는데, 이 근육이 뭉치거나 미세한 손상이 생기면 염증과 부종이 발생하고, 이로 인해 좌골신경에 압력이 가해져 통증을 유발하게 된다.

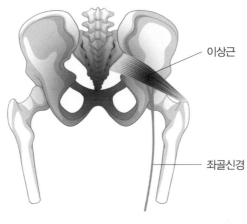

이상근

좌골신경

〈그림 20〉 이상근의 모습

이 사범님의 경우도 진찰 결과, 위와 같은 문제가 발견되어 해당 부위에 대한 치료를 진행하였다. 그로부터 6년 후, 다시 한국을 방문하셨을 때 통증 없이 건강한 상태를 유지하고 계셨다. 이분의 소개로 미국에 거주하는 여러 교포분들도 방문하여 치료를 받으셨다.

이분을 통해 미국 한인 사회에서 태권도 사범님의 영향력이 상당하다는 것을 알게 되었다. 이후 소개할 사례로는, 뉴욕에서 오셔서 인근 호텔에 머무르며 온 가족이 3주간 치료를 받고 귀국하신 교포 가족분이 계셨는데, 이분들 또한 사범님의 소개로 내원하신 경우였다.

저리고 바보 같았던 다리,
이젠 없어져서 아는 동생 데려왔어요

어느 날, 70대 여성 두 분이 내원하셨다. 그중 한 분은 이전에 치료를 받으셨던 분으로, 후배 분을 소개하여 함께 오셨다. 먼저 치료를 받으셨던 분께 그동안 어떻게 지내셨는지 여쭈어보니, "2018년에 치료받고 나서 다리 저림이 사라졌고, 자주 넘어지던 문제도 없어졌어요"라고 말씀하셨다. 차트를 확인해보니, 이분은 과거 허리와 골반을 6회에 걸쳐 치료받고 척추 치료도 함께 받은 환자였다.

처음 내원하셨을 때 이분은 '다리가 아프고 저려서 터져나갈 것 같다', '허리가 아파서 걷지를 못하겠다', '골반이 더 아프다', '걸으면 다리가 바보 같다'는 말씀을 하셨던 것으로 기록되어 있었다.

당시 환자분께서는 요통과 다리 저림에 대해서만 말씀하셨고, 넘어짐에 대해서는 언급이 없으셔서 알지 못했다. 그러나 5년 만에 후배분과 함께 내원하신 자리에서 이제는 넘어지지 않고 저림도 사라졌다고 말씀하셨다. 함께 오신 새로운 여성분께서는 '언니가 치료받고 나서 일도 잘한다'고 하셨다고 했다.

허리와 다리 통증을 호소하는 환자들은 많이 봐왔지만, 요통으로 인해 넘어지는 경우는 많이 보지 못해서 '그때 치료가 효과가 있었구나'라는 생각이 들었다. 이후 요통과 다리 저림 등이 낙상과 어떤 상관성을 가지는지에 대해 연구 자료를 찾아보았다.

요통과 낙상 사이에는 몇 가지 중요한 관계가 있다. 우선 요통은 균형과 이동성에 영향을 미쳐 낙상의 위험을 높일 수 있다. 특히 노인의 경우, 근육 약화, 보행의 불안정성, 그리고 통증으로 인한 불안정성이 더해지면서 낙상 위험이 더욱 증가할 수 있다.

다리 저림과 낙상의 관계를 살펴보면, 다리 저림은 감각 이상과 보행 장애를 초래할 수 있다. 특히 다리에 힘을 주거나 계단을 오르내릴 때 문제가 발생할 수 있으며, 균형 감각이 떨어지면 낙상의 위험이 더욱 증가한다.

다리에 저림이 있을 경우 감각이 둔해져 발밑의 지면 상태나 위치를 정확히 인지하지 못할 수 있으며, 이는 걷거나 서 있을 때 불안정성을 유발할 수 있다. 다리 저림은 종종 근육 약화와 관련이 있으며, 근육이 약해지면 보행 시 안정성이 떨어져 낙상으로 이어질 수 있다.

요통과 다리 저림이 함께 나타나면 통증으로 인해 걸음걸이에 변화가 생기고, 이러한 보행 변화는 균형을 잃고 넘어질 가능성을 높일 수 있다. 따라서 요통과 다리 저림의 악순환 고리를 끊어주는 근본적인 치료가 필요하며, 프롤로 치료가 이를 해결하는 데 효과적인 역할을 한 것으로 보인다.

다른 여러 연구에서도 요통과 다리 저림이 있는 사람들이 낙상을 경험할 가능성이 더 높다는 점이 발견되었다. 프롤로 치료를 통해 인대가 강화되고 근육 약화 문제가 해결되면 근육 기능이 개선되어 균형 유지와 보행 능력이 향상될 수 있다. 강화된 근육은 보다 안정적인 보행을 가능하게 하여 낙상 위험을 줄이는 데 도움이 된다.

다리 저림이 해결되면 신경 기능이 개선되어 균형 감각과 운동 조정이 향상되고, 이에 따라 낙상 위험도 줄어든다. 통증은 운동 능력을 제한할 수 있지만, 요통이 감소하면 더 활발하게 움직일 수 있게 되어 근육 강화와 균형 능력 향상으로 이어진다. 과거 통증과 저림으로 인해 비정상적인 보행 패턴을 보였던 환자들도 치료를 통해 보행 패턴이 개선되면서 낙상 위험이 감소하게 된다.

5장

움직임을 되찾다:
무릎과 종아리를 위한 프롤로 치료

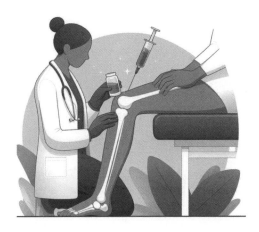

테니스와 같은 운동은 일반 보행과 달리 무릎에 강한 스트레스를 가하는 고강도 스포츠로, 다양한 방향 전환과 빠른 움직임이 요구된다. 공을 치기 위해 달리고 멈추는 과정에서 무릎의 인대와 근육에 상당한 스트레스가 가해져, 손상 위험이 증가할 수 있다. 이러한 고강도의 충격과 다방향 움직임은 무릎 관절에 부담을 주어 부상을 유발할 가능성을 높인다.

무릎 치료 후 100m 달리기 한 남성

60대 택시 기사님께서 내원하셨다. 오른쪽 무
릎의 부기와 통증을 호소하셨으며, 특히 계단을
내려갈 때 통증이 심해진다고 말씀하셨다. 진찰
결과, 오른쪽 무릎에 부기가 관찰되었고, 왼쪽 다리에 비해 오른쪽
다리가 가늘어 보였다. 환자분의 설명에 따르면, 18세 때 관절염을
앓은 이후로 오른쪽 다리가 가늘어진 상태였다고 한다. 또한, 오른
쪽 엉덩이 부위에도 근육이 거의 없는 상태라고 덧붙이셨다.

진찰 결과 무릎 안쪽에 심한 통증을 호소하셨으며 관절에 물이
차 있었다. 관절천자 시행 시 15cc의 맑은 액체가 배출되었다. 병력
을 자세히 청취한 결과, 최근 3일간 택시 운전을 쉬지 않고 계속한
것이 무릎에 과도한 부담을 주어 증상을 악화시킨 것이었다.

이 기사님과 같이 무릎 통증으로 내원하시는 많은 분들이 주로

무릎 안쪽 부위에 통증을 호소하는 경우가 많다. 무릎 안쪽에는 관절의 안정성을 유지하는 다양한 구조물, 예를 들어 인대와 반월판 등이 존재한다. 그러나 반복적인 스트레스와 외상이 누적되면 이들 관절의 안정성이 저하될 수 있다.

인대는 관절을 지지하며, 관절 내의 뼈_{대퇴골, 경골, 비골, 슬개골}가 올바른 위치를 유지하도록 돕고, 과도한 움직임 범위를 제한하여 관절의 안정성을 제공한다. 그러나 인대가 손상되거나 찢어질 경우, 관절의 지지 구조가 약화되어 관절이 비정상적으로 움직이거나 지나친 가동성이 발생할 수 있다. 이러한 불안정성은 관절 내 연골, 반월판, 그리고 주변 조직에 과도한 압력을 가하여 추가적인 손상_{예. 연골마모, 반월판 손상}과 합병증_{예. 관절염}을 초래할 수 있다.

관절이 불안정해지면 이를 보완하기 위해 무릎 위 허벅지 근육과 아래쪽 종아리 근육 등이 긴장하게 된다. 또 지속적인 스트레스로 관절막에서 관절액을 과도하게 분비하게 하여 관절에 물이 차는 현

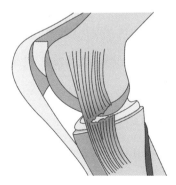

〈그림 21〉 무릎 내측측부인대

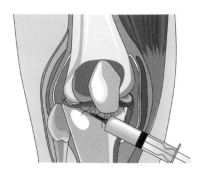

〈그림 22〉 무릎관절 천자

상을 유발할 수 있다. 이러한 변화는 결국 환자분과 같은 무릎 통증 및 불편감을 초래하게 된다.

이분께 관절천자를 통해 관절액을 제거한 뒤, 관절 안에 고농도 포도당을 주사하여 염증을 완화하고 회복을 촉진했다. 또한, 약해진 인대를 강화하기 위해 인대증식 치료프롤로 치료를 시행하였으며, 긴장된 무릎 주변 근육들을 풀어 통증과 불편감을 완화하였다.

치료는 주 1회씩 총 5회 실시하였고 5년 이후 병원을 다시 방문하셨다. 그동안 치료한 무릎 상태를 여쭈어보니, 그 이후로 아무런 이상이 없었다고 하셨다. 치료 후 남들과 다름없이 뛰어다녔다고 하셨다. 현재도 계단을 내려갈 때 치료받은 무릎에는 통증이 없다고 하셨으며, 반면 반대편 무릎에 통증이 발생하여 다른 병원을 방문했더니 수술을 권유받으셨다고 했다. 하지만 "수술로 인해 상태가 악화될 수 있는 위험을 감수하기보다는 하지 않는 편이 낫다"라는 판단하에 본 병원을 다시 찾게 되셨다 하셨다.

이 환자분처럼 무릎 관절염으로 고생하는 분들에 대한 프롤로 치료의 효과를 확인하기 위해 외국 연구 결과를 살펴보았다. 초음파 등을 통해 프롤로 치료를 받은 환자들의 치료 당시와 치료 1년 후의 무릎 내측측부인대, 외측측부인대, 슬개건 치수와 연골 두께를 측정한 결과, 인대 및 힘줄 치수와 연골 두께가 모두 유의하게 개선된 것으로 나타났다.

다른 연구는 프롤로 치료와 연골 형성 사이의 연관성을 조사한 것이었다. 무릎 골관절염 환자에게서 연골 성장이 조직학적으로 관찰되었으며, 연구 결과 일관되게 삶의 질이 개선되고 부작용이 최소화된 것으로 나타났다. 이를 통해 고농도 포도당을 이용한 프롤로 치료가 무릎 관절염에 대한 보존적 치료나 기타 약물 치료 후에도 개선되지 않는 환자에게 대체 치료로서 활용될 가능성을 시사했다.

무릎 통증과 무지외반증 이겨내고
테니스코트로 돌아간 60대 간호사

2020년에 내원하셨던 이분은 간호사로, 간호 업무 외에도 테니스를 즐기며 삶의 큰 활력으로 삼고 계셨다. 그러나 어느 날부터 테니스를 칠 때 무릎 통증이 발생하여 더 이상 플레이가 불가능해졌고, 오랜 고민 끝에 병원을 찾게 되셨다. 당시 이분의 나이는 65세였다.

이분은 30년 이상 간호사로 근무하셨으며, 60대 중반에도 테니스를 즐길 만큼 건강을 유지하고 계셨다. 무릎을 제외한 다른 건강상의 문제는 없으셨으나, 무릎 통증으로 인해 잠시 테니스를 중단해야만 했다. 테니스는 무릎에 어떤 손상을 초래할 수 있을까?

테니스는 양쪽 무릎에 상당한 스트레스를 가하는 고강도 스포츠로, 특히 무릎 인대에 큰 손상을 초래할 수 있다. 그중에서도 전방십자인대ACL와 내측측부인대MCL 손상, 그리고 반월상 연골판의 손상은 흔히 발생하는 무릎 손상 유형이다. 이러한 부상은 심한 통증을 유발할 뿐만 아니라, 긴 회복 기간을 필요로 할 수 있다.

무릎 인대 손상을 입으면 환자는 우선 무릎에 통증을 느끼며 손상된 다리로 걷기가 어려워질 수 있다. 또한 무릎을 완전히 펴거나 구부리는 것이 힘들어지고, 계단을 내려갈 때는 발을 헛디디는 듯한 불안정한 느낌이 들 수 있다. 통증은 방향을 바꾸거나 갑자기 멈출 때, 또는 회전할 때 더욱 심하게 나타나며, 손상된 다리의 근력이 약해지고 무릎 관절이 뻣뻣해지는 느낌이 들 수 있다.

이러한 경우 가장 중요한 것은 의사의 정밀한 진찰이다. 무릎의 기능해부학을 잘 이해하는 의사는 손상된 인대의 종류와 운동 범위의 제한 정도를 파악하게 된다. 또한 여러 스트레스 테스트를 통해 인대의 안정성을 평가하여, 손상의 정도와 영향을 종합적으로 판단한다. 사실, 이러한 경우 골절이 의심되지 않는다면 일반 엑스레이는 큰 도움이 되지 않는다. 무릎 초음파나 MRI 검사를 통해 손상된 인대나 힘줄의 상태를 더 정확하게 확인할 수 있다.

이 간호사분의 경우, 내측 인대와 반월판 및 십자인대 손상이 확인되어 무릎 관절 내에 25% 포도당을 주사하고, 손상된 인대와 반월판에 인대 증식 치료를 시행했다. 또한, 무릎을 지지하는 가장 중요한 근육인 대퇴사두근 등을 함께 치료하여 통증 회복이 빠르게 이루어졌다.

근육 치료는 근육이 인대나 힘줄보다 더 빨리 회복되고 강화되기 때문에 통증 회복에 빠른 도움을 준다. 반면, 인대와 힘줄은 혈액 공급이 적어 회복에 시간이 필요하다. 인대 증식 치료는 시간이 지나면서 인대가 뼈를 강하게 잡아주지만, 효과가 나타나기까지 몇 주에서 몇 달이 걸릴 수 있다.

무릎을 지지하는 주요 근육인 대퇴사두근, 햄스트링 등을 강화하면 무릎 관절에 가해지는 부담을 줄이고, 인대와 힘줄에 가해지는 스트레스를 완화하여 통증을 빠르게 줄일 수 있다. 근육이 무릎을 안정화시키며 회복을 지원하므로, 환자는 더 빨리 일상적인 활동을 재개할 수 있다.

근육 치료는 근육 내 통증 유발점을 해소하는 데 초점을 맞춘다. 인대가 약해지면 이를 보완하기 위해 주변 근육들이 과도하게 긴장하고 뭉치게 되는데, 이러한 근육 뭉침은 통증을 유발하고 관절의 움직임을 제한한다. 따라서 통증 유발점을 풀어주는 치료는 근

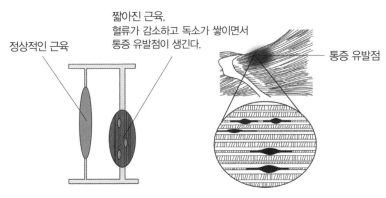

정상적인 근육

짧아진 근육.
혈류가 감소하고 독소가 쌓이면서
통증 유발점이 생긴다.

통증 유발점

〈그림 23〉 정상 근육과 짧아진 근육

육 긴장을 완화하고 무릎의 안정성을 높여 통증 회복 속도를 빠르게 한다.

짧아진 근육 내의 통증 유발점에는 리도카인과 같은 국소 마취제를 소량 주사할 수 있다. 이를 통해 신경 신호를 차단하고 염증을 감소시켜 통증을 완화하고 근육 긴장을 줄이는 데 효과적이다.

저자는 수만 명의 환자를 치료하며, 환자들이 주사를 맞은 직후 즉시 통증이 완화되는 경험을 수없이 목격해왔다. 왜 그럴까? 근골격계 통증은 정확한 부위를 제대로 짚어 치료할 경우, 그 자리에서 통증이 사라지거나 감소하는 효과를 볼 수 있기 때문이다. 이러한 결과는 치료 직후 바로 확인할 수 있다.

통증 유발점 치료는 비교적 짧은 시술 시간에 비해 효과가 크다는 장점이 있다. 통증 유발점 치료 자체는 몇 분 내에 완료될 수 있으며, 국소마취제와 기타 치료제를 함께 사용하여 시술 효과를 높일 수 있다.

통증 유발점 치료의 또 다른 장점은 운동 범위가 개선된다는 것이다. 통증 유발점이 있는 관절이나 근육은 단축되어 운동 범위가 제한되지만, 치료 후에는 근육 긴장이 완화되어 운동 범위가 향상된다.

유튜브 영상에 올라온 환자 사례를 보면, 치료 후 변화를 확인할 수 있다. 예를 들어, 잘 올라가지 않던 어깨가 한 번에 부드럽게 올라가고, 머리를 감지 못하던 테니스 엘보 환자가 머리를 감을 수 있게 되며, 절룩거리며 걷던 환자가 편안하게 걸어 다니는 등의 변화를 볼 수 있다.

이로 인해 삶의 질이 향상되면 개인에게 큰 만족감과 자신감을 가져다줄 것이다. 이 치료는 안전하고 효과적이다. 특히 프롤로 치료를 제대로 공부하고 경험 있는 의사에게 받는다면, 근육 통증과 긴장으로 고생했던 분들에게 많은 도움이 될 수 있을 것이라고 생각한다.

무지외반증은 엄지발가락이 둘째 발가락 쪽으로 휘면서 엄지발가락 관절이 안쪽으로 돌출되는 변형이다. 이로 인해 발의 균형이 바뀌고 체중이 발의 특정 부위에 과도하게 실리면서 통증이 발생할 수 있다. 무지외반증은 발의 비정상적인 압력 분포와 보행 패턴의 변화를 초래해, 무릎에도 영향을 미칠 수 있다.

무지외반증이 있으면 걸을 때 발이 정상적인 정렬에서 벗어나게 되어 무릎과 하체 관절에 불균형한 하중이 가해진다. 이로 인해 무

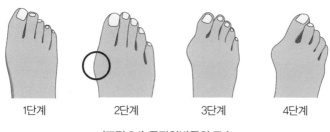

| 1단계 | 2단계 | 3단계 | 4단계 |

〈그림 24〉 무지외반증의 모습

릎 주변의 근육과 인대가 과도하게 긴장하게 되어, 무릎 통증이 발생하거나 기존의 통증이 악화될 수 있다.

테니스와 같은 운동은 일반 보행과 달리 무릎에 강한 스트레스를 가하는 고강도 스포츠로, 다양한 방향 전환과 빠른 움직임이 요구된다. 공을 치기 위해 달리고 멈추는 과정에서 무릎의 인대와 근육에 상당한 스트레스가 가해져, 손상 위험이 증가할 수 있다. 이러한 고강도의 충격과 다방향 움직임은 무릎 관절에 부담을 주어 부상을 유발할 가능성을 높인다.

무지외반증을 가진 테니스 선수들은 무릎 전방 통증_{슬개대퇴 통증 증후군으로, 무릎 앞쪽에서 발생하는 통증}, 전방십자인대 손상, 반월판 손상과 같은 무릎 질환에 취약할 수 있다.

따라서 무지외반증이 있는 테니스 선수들에게는 적절한 지지 신발_{안창 포함}을 사용하는 것이 권장된다. 또한, 발과 무릎을 지지하는 근육을 강화하기 위한 근력 운동이 필수적이다. 이에 따라, 이 간호사분의 무릎 통증 치료에 앞서 외반증 개선을 돕기 위해 맞춤 안창을 제공하였다.

맞춤형 신발 삽입물인 안창은 외반증 환자의 발 교정을 위해 제작된 장치로, 발에 지지력과 완충력을 제공하며 발의 역학적 불균형이나 이상을 교정하는 데 도움을 준다. 이를 통해 발, 발목, 무릎, 고관절뿐만 아니라 척추와 어깨까지 균형을 잡아주고 부담을 줄여주는 역할을 한다. 외반증 개선에서 안창의 효과를 뒷받침하는 근거는 다음과 같다.

1. **발 재정렬:** 안창은 발을 보다 중립적인 위치로 재정렬하여 엄지발가락 관절에 가해지는 압력을 완화하는 데 도움이 된다. 이를 통해 변형의 진행을 늦추고, 외반증 증상 완화에 기여할 수 있다.

2. **쿠션 제공:** 안창은 발에 쿠션과 충격 흡수 기능을 제공하여 발 안쪽 가장자리에 형성되는 건막류bony bump: 뼈 돌출와 관련된 통증과 불편함을 줄이는 데 도움을 준다.

3. **발기능 개선:** 안창은 발 구조의 이상이나 불균형을 교정함으로써 발기능과 발의 역학적 움직임을 향상시키는 데 도움을 준다.

다음은 프롤로 치료에 앞서 무지외반증을 교정하기 위해 맞춤형 안창을 제작하는 과정이다. 환자분을 의자에 앉히고 발을 안창용 폼 박스에 넣어 메모리폼에 발의 구조를 인식시켜 이를 제조공장에 보내면, 약 10~14일 후 환자에게 맞춘 안창이 도착하게 된다.

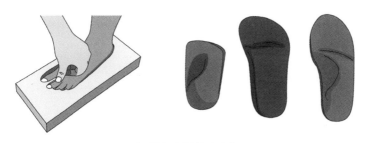

〈그림 25〉 안창의 모습

이 안창을 운동화에 넣어 하루 종일 착용하고, 집에서는 실내용 운동화를 준비해 자기 전까지 착용한다면 발 교정에 도움이 될 것이다.

몇 주 후, 이 간호사분은 맞춤 안창을 편안한 운동화에 깔고 다니며 프롤로 치료를 병행했다. 3년이 지난 현재, 이분은 예전처럼 훌륭한 테니스 선수로 돌아와 환자를 돌보는 간호사의 일과 함께 테니스를 즐기며 활기찬 삶을 이어가고 계신다.

골프 연습 중 무릎 반월판 손상을 극복한 여성의 회복기

골프 혹은 골프 연습을 하게 되면 무릎 구조물 중에 가장 손상을 입는 부위는 반월판이다. 스윙 때, 무릎에 강한 힘과 압력이 가해지면서 반월상 연골판 손상이 발생하는데 주로 내측 반월상 연골판에 발생한다.

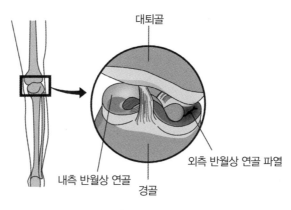

대퇴골

외측 반월상 연골 파열

내측 반월상 연골

경골

〈그림 26〉 반월판 손상

반월판은 무릎 안에 있는 C자형 섬유 연골 구조물로 체중을 전달하고, 충격을 흡수하고, 관절을 안정시키고, 연골을 보호하는 역할을 한다.

골프 스윙이나 연습 시 무릎의 반월판이 손상되는 기전은 주로 회전력과 비틀림에 의한 압력으로 발생한다. 스윙은 무릎에 상당한 부하를 주는 복합적인 동작으로, 고정된 하체를 축으로 상체가 회전하는 동작이다. 이때 발은 지면에 고정되어 있기 때문에 무릎에 큰 회전력이 가해진다. 반월판은 회전하는 힘을 흡수하는 쿠션 역할을 하지만, 이러한 비틀림이 강하거나 반복될 경우 반월판의 조직이 찢어지거나 손상될 수 있다. 특히 체중이 이동하면서 스윙을 마무리하는 단계에서 무릎에 갑작스러운 비틀림이 발생하게 되는데, 이때 반월판이 과도하게 압박을 받게 된다. 이런 반복적인 압박은 손상을 가속화할 수 있다.

손상이 되면 무릎 주변에 통증을 느낄 수 있으며 무릎이 시큰거리고 욱신거리고 붓거나 무릎을 펴거나 구부리기 힘들고 걷기가 힘들어지며 계단을 오르내릴 때 순간적으로 힘이 빠지거나 무릎을 움직일 때 소리가 날 수 있으며 쪼그리고 앉아 있다가 다시 일어나기 어려울 수 있다.

진단은 담당 의사가 무릎 진찰을 해보고, 가장 확실한 방법은 MRI를 찍어 관절 내부 손상 정도를 파악할 수 있다. 그러나 모든 경우에 수술하는 것은 아니고 손상 정도가 심하고 일상생활에 지장을 주는 정도가 심할 때 담당 의사와 상의해 고려해야 한다.

　비수술적 치료 중 대표적인 방법으로 프롤로 치료가 있다. 이 치료는 고농도의 포도당을 관절 내에 주입하여 무릎 연골에 변화를 유도하는 방식이다. 고농도 포도당이 관절 내로 들어가면 염증 반응이 발생하게 되는데, 이는 혈액순환을 촉진하고 면역 세포를 활성화하여 손상된 연골 조직에 혈액과 재생에 필요한 요소들을 공급한다. 이로써 신체는 자연적인 치유와 재생 과정을 시작하게 되고 무릎의 안정성과 기능이 개선될 수 있다.

　내측인대 손상도 같이 발생하는 경우가 많다. 정확한 병명은 내측측부인대 손상인데, 이 인대는 무릎의 안정성을 유지하는 인대이다. 골프 연습 중 무릎이 좌우로 과도하게 움직이거나 충격이 가해지는 경우 손상이 발생할 수 있다.

　따라서 위에 언급한 세 부위를 같이 치료해야 하는 경우가 많고, 또 기타 슬개골_{무릎에 동그란 뼈} 부착 부위나 허벅지 근육 혹은 다른 종아리 근육 등에 통증이 있으면, 프롤로 치료를 같이 해야 할 경우가 많다.

치료 후 강해진 무릎,
군 복무부터 전역까지 완벽하게

18세 고등학생이 무릎 통증을 호소하며 내원했다. 그는 내년에 군 입대를 앞두고 있으나, 현재 상태로는 군 복무가 어려울 것 같다고 걱정했다. 진찰 결과, 슬개골 아래의 경골 돌기_{그림 참조} 부위에 심한 통증이 나타났다.

다리를 무릎을 기준으로 위아래로 나누면, 무릎 위에는 허벅지뼈인 대퇴골이 있고, 무릎 아래에는 두 개의 뼈가 위치해 있다. 무릎 아래쪽 뼈 중 하나는 큰 뼈인 경골이며, 다른 하나는 작은 뼈인 비골이다. 이 중 정강이뼈인 경골에

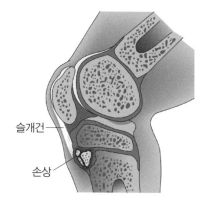

슬개건 —

손상 —

〈그림 27〉 경골 돌기의 모습

질환이 발생하는 경우가 있다.

이 질환은 흔히 오스굿-슐라터병이라 불리며, '오스굿'이라는 이름은 이 병을 처음으로 명명한 사람의 이름에서 유래했다. 이 질병은 성장기 청소년에게 주로 발생하며, 특히 10~15세 사이에서 흔하게 나타난다. 증상으로는 정강이뼈경골 결절 부위에 통증과 부종이 생겨 해당 부위가 아프고 불편함을 느끼게 된다.

정강이뼈경골에는 슬개건이라는 힘줄이 붙어 있으며, 축구, 야구, 농구, 체조와 같이 달리기와 점프가 많은 운동을 할 때 이 힘줄에 반복적으로 무릎 아래쪽으로 당겨지는 힘이 가해진다. 이러한 반복적인 스트레스가 누적되면, 슬개건이 부착된 부위에 염증이 발생하게 된다.

이로 인해 뼈가 튀어나온 부분이 붓고, 눌렀을 때 통증을 느끼게 된다. 운동 후에는 통증이 더욱 심해지며, 특히 운동을 열심히 하는 청소년에게 많이 발생한다. 이 질환은 무릎 성장판에 영향을 주어 발생하지만, 뼈 자체에 손상이 간 것은 아니며, 염증 반응이 나타난 상태이다.

일반적으로 이 질환은 증상과 신체검사를 통해 진단하며, 엑스레이 촬영을 통해 골절과 같은 다른 질환을 배제할 수 있다. 진찰 시 정강이 위쪽 무릎 앞부분에 딱딱한 돌기가 만져지면서 통증이 나타난다면, 이는 오스굿-슐라터병의 징후로 간주할 수 있다.

증상이 심하지 않은 경우에는 활동을 줄이거나 충분히 쉬는 것만으로도 호전될 수 있다. 그러나 이 학생의 경우, 증상이 심한 데다 졸업 후 바로 군 복무를 앞두고 있어 적극적인 치료가 필요한 상황이었다. 통증 부위에 프롤로 치료를 1회 시행한 결과, 환자는 통증에서 벗어나게 되었고 이후 군 훈련도 무리 없이 견디며 건강하게 군 복무를 마치고 전역할 수 있었다.

연구에 따르면, 프롤로 치료는 단순한 휴식, 진통제 복용, 표준 물리치료보다 훨씬 빠르게 몇 주 또는 몇 달 이내 환자의 회복을 돕는 것으로 나타났다. 프롤로 주사는 대퇴사두근 힘줄이 경골에 부착된 인대의 회복을 자극하여 해당 부위의 강도를 회복시키고, 환자가 일상으로 빠르게 복귀할 수 있도록 도와준다.

이 효과는 손상 부위의 혈류를 촉진하고, 약해진 힘줄 부착 부위와 연골을 회복 세포들이 유입되도록 도와주기 때문이다. 프롤로 치료는 또한 힘줄과 연골의 주요 구성 성분인 콜라겐 생성을 자극하여, 새로운 콜라겐이 약해진 연조직을 강화하도록 한다.

이 학생은 졸업 후 군대에서 힘든 훈련을 무사히 마치고 제대 후 병원을 찾아와, 무릎이 잘 회복되었다며 밝게 웃었다. 이는 오스굿-슐라터병 같은 질환에서 프롤로 치료가 단 1회 시술만으로도 거의 100%에 가까운 반영구적인 효과를 발휘할 수 있음을 보여준 사례였다.

건널목 신호등이 두려웠던 남성,
치료 후 찾아온 자신감

40대 중반의 남성으로, 아직 혈기 왕성한 나이였고 운동을 좋아하던 분이었다. 운동 중 발생한 무릎 부상 후 여러 병원을 다녔지만 만족스러운 해결책을 찾지 못하던 중 유튜브 영상을 보고 찾아오셨다. 경기도 안양에서 서울 노원구 상계동까지 매주 왕복 4시간 이상의 거리도 마다하지 않고 꾸준히 방문하셨다.

무릎 통증은 운동 중 손상이나 넘어짐으로 인해 발생할 수 있으며, 시간이 지나면서 점점 더 뚜렷해질 수 있다. 이로 인해 무릎이 잘 펴지지 않거나 부어오르며, 걷기가 불편해질 수 있다. 특히 외상이 있을 경우, 통증이 방치되면 퇴행성 관절염으로 진행될 위험이 있으며, 그 주요 원인은 무릎 관절의 불안정성이다.

적절한 치료를 받지 못하면 수술로 이어지는 경우가 많다. 관절이 불안정해지는 원인은 무릎을 감싸고 있는 인대와 힘줄이 약해지거나 손상되기 때문이다. 무릎이 불안정해지면 슬개골 또한 불안정해지면서 비정상적인 움직임이 발생하고, 이로 인해 통증이 유발된다. 이러한 상태가 지속되면 무릎 연골에 손상이 생겨 연골이 닳아 퇴행성 변화가 일어날 수 있다.

무릎 인대가 손상된 상태로 관절을 지속적으로 사용하면, 관절이 붓고 관절 내에 삼출액이 차는 현상이 발생하는데 프롤로 치료는 이러한 무릎 통증의 근본 원인을 교정하고 해결하는 대표적인 치료법이다.

이분의 표현을 빌리면, "처음 병원에 왔을 때는 계단을 오르내리기도 힘들었고, 빠르게 걷는 것조차 어려웠습니다. 그런데 치료 후 점점 좋아지기 시작했고, 지금은 횡단보도 신호가 바뀌기 전에 조금씩 뛰어서 건널 수 있을 정도가 되었습니다. 예전 같았으면 상상도 못 했던 일입니다"라고 말씀하셨다.

포도당이 인대, 힘줄, 연골에 작용하여 통증을 감소시키고 조직 증식을 유도하는 정확한 메커니즘은 아직 완전히 밝혀지지 않았다. 다만, 고장성 포도당진한 포도당 용액이 만성적으로 손상된 관절과 관절 내 조직의 치유를 촉진할 수 있다는 가설은 오래전부터 제기되어 왔다. 동물 모델 연구에서도 이러한 포도당 주입이 인대의 단면적을 증가시키는 효과를 보여주었다.

프롤로 치료는 성장인자의 방출을 자극하여 연조직 치유를 촉진하며, 신경적 측면에서도 긍정적인 효과를 보인다고 보고되었다. 한 연구에서는 포도당을 사용한 프롤로 치료 그룹과 생리식염수 치료 그룹을 비교하여 무릎 내 연골 부피 변화를 관찰했다. 연구진은 방사선 사진과 초음파를 통해 무릎 인대, 힘줄, 연골 두께 등을 측정한 결과, 프롤로 치료를 받은 모든 환자가 12개월 후 인대와 힘줄의 치수, 연골 두께가 유의미하게 개선된 것을 확인했다.

또 다른 연구에서는 프롤로 치료를 받은 환자군에서 관절 내 연골 성장의 조직학적 증거가 관찰되었다. 이로 인해 프롤로 치료는 단순한 통증 완화에 그치는 것이 아니라, 인대를 근본적으로 강화하고 증식시키는 치료법으로 평가되고 있다. 실제로 현미경 관찰을 통해 인대가 두꺼워지는 것을 확인한 연구들이 이를 뒷받침하고 있다.

연구 결과에 따르면, 프롤로 치료를 받은 그룹에서는 일관되게 삶의 질이 개선되었으며 부작용은 거의 나타나지 않았다. 이러한 결과는 고농도 포도당을 이용한 프롤로 치료가 다양한 무릎 질환에서 보존적 치료나 약물 치료 후에도 호전되지 않는 골관절염 환자에게 효과적인 치료 옵션이 될 수 있음을 시사한다.

94세에도 가능하다! 나이의 한계를 넘어서는
이 치료법은?(프롤로 치료의 연령제한)

내원하신 분 중 가장 고령이신 분은 호적상 94세, 실제 나이는 96세로, 이전에 허리 치료를 받아서 효과를 본 경험이 있으셨다. 이번에는 무릎 통증으로 방문하셨다. 프롤로 치료는 연령에 대한 명확한 제한이 없으며, 적용 여부는 개인의 전반적인 건강 상태와 기저 질환에 따라 결정된다. 특히 국소마취하에 시술하는 경우, 프롤로 치료는 관절 통증, 건초염, 인대 염좌 등 다양한 근골격계 질환에 대해 안전하고 효과적인 치료 옵션으로 평가받고 있다.

어린이를 대상으로 한 프롤로 치료에 대한 연구는 아직 제한적이며, 안전하고 효과적으로 사용할 수 있는 최연소 연령도 명확히 규정되어 있지 않다. 일반적으로 프롤로 치료는 보존적 치료가 실패하고 수술이 불가능한 드문 경우가 아니라면, 아주 어린 연령의 어린이에게는 권장되지 않는다.

그러나 협조가 가능한 청소년기에 대해서는 프롤로 치료에 대한 연구가 일부 존재한다. 슬개건염을 앓고 있는 9~17세 청소년 운동선수들을 대상으로 포도당 주사, 대조군 주사, 비주사 그룹으로 무작위 배정하여 치료한 연구에 따르면, 포도당 프롤로 치료를 받은 환자들은 대조군이나 비주사 그룹에 비해 스포츠 활동 중 통증이 훨씬 더 많이 감소하였으며, 통증이 없는 경우도 많았다고 보고되었다. 1년 후, 포도당 치료 그룹 환자의 80% 이상에서 통증이 사라졌으며, 국소마취제인 리도카인만으로 치료한 그룹에서는 약 40% 정도에서 통증이 없었다.

오스트레일리아에서 실시된 다른 연구에서도 고농도 포도당 주사로 치료한 그룹과 식염수만으로 치료한 그룹을 비교한 결과가 보고되었다. 연구 결과, 포도당 주사를 맞은 그룹은 식염수 그룹보다 치료 후 3개월, 6개월, 12개월 동안 통증의 정도, 기능적 능력, 스포츠 수행 능력 점수에서 더 큰 개선을 보였다. 프롤로 치료 그룹과 식염수 그룹 간의 점수 차이는 통계적으로도 유의미한 차이를 나타내어, 포도당 주사가 더욱 효과적임을 확인했다.

94세 어르신 경우, 프롤로 치료 이후 걷기가 훨씬 편해지셨다. 처음에는 주사 후 다소 절룩거리셨지만, 이후에는 병원에 직접 걸어오실 정도로 개선되었다. 이분은 나이에 대한 편견을 없애주신 고마운 사례로 기억된다.

다음은 80대 목사님께서 요통과 다리 저림으로 프롤로 치료를 받으신 후 필자에게 보내신 카톡 메시지이다.

"박 원장님, 설명하여 주신 내용을 잘 들었습니다. 저는 83세의 벽을 넘고 있는 노인입니다. 오늘 8차를 맞고 뜻밖에 통증 없는 편안한 시간을 보내고 있음을 감사드립니다. 다음 주에는 9차를 준비하고 있는 사람입니다. 이렇게 좋은 효과를 보고 있음을 다시 원장님과 간호사님들에게 감사드립니다."

16년 전 무릎 치료 효과를 잊지 못해
다시 찾아오다

2007년에 무릎 통증으로 내원했던 환자분이 2023년에 다시 불편함을 느껴 방문하셨다. 2007년, 당시 61세였던 이 환자분은 무릎 통증과 계단을 내려갈 때의 불편함, 그리고 앉았다 일어날 때의 통증으로 프롤로 치료를 받으셨다. 그로부터 16년 후, 다시 무릎 통증을 호소하며 내원하신 것이다.

예전에 프롤로 치료를 받고 무릎 통증이 호전되어 잘 지내셨던 이 환자분은 최근 다시 불편함을 느껴 타 병원에서 연골 주사를 맞았으나 효과가 없었다고 하셨다. 결국 예전에 받았던 프롤로 치료를 다시 받기 위해 우리 병원을 찾아오셨다.

프롤로 치료로 인한 통증 완화 기간은 부상의 심각성, 통증의 근본 원인, 환자의 개별적인 반응 정도 등 여러 요인에 따라 달라질 수 있다. 일부 환자들은 단 한 번의 치료만으로도 상당한 통증 완화를 경험하는 반면, 다른 환자들은 원하는 결과를 얻기 위해 여러 번의 치료가 필요할 수 있다.

프롤로 치료의 효과는 일반적으로 오래 지속되는 것으로 알려져 있다. 많은 환자가 치료 후 수년, 혹은 앞서 언급한 환자처럼 십수 년간 또는 그 이상 통증이 개선되는 경험을 한다. 이는 프롤로 용액이 조직에 주입되면 지속적인 변화를 일으켜 반영구적인 효과를 나타내기 때문이다. 프롤로 용액은 새로운 조직 성장을 촉진할 뿐만 아니라 기존 조직을 강화하여 추가 부상에 대한 저항력을 높여준다.

시간이 지나면서 프롤로 용액은 체내에서 흡수되지만, 새로 형성된 조직과 강화된 조직은 그대로 남아 있게 된다. 이로 인해 치료 부위의 통증은 지속적으로 완화되고 기능도 개선된다. 다만, 부상의 정도와 개개인의 치료 반응에 따라 원하는 결과를 얻기 위해 여러 번의 프롤로 세션이 필요할 수 있다.

여기서 인대 손상이 생기면 재부상에 취약한 이유를 먼저 이해하는 것이 중요하다. 인대 손상이 발생하면 인대의 섬유가 늘어나거나 찢어져 강도와 안정성이 약화되고, 그 결과 관절을 지탱하는 데 문제가 생긴다. 이렇게 약해진 인대는 압력이 가해질 때 손상이 재발할 가능성이 높아진다. 인대가 한 번 손상되면 온전히 회복되지 않고 문제를 일으키는 이유는 인대의 특성과 자연 치유 과정에 문제가 있기 때문이다.

근육과 달리 인대는 혈액 공급이 제한적이어서 손상된 인대 조직으로 충분한 영양분과 산소가 공급되기 어렵다. 이로 인해 치유 속도가 느리고, 손상 부위가 약화되거나 완전한 회복이 이루어지지 않아 재부상에 취약해지게 된다.

즉, 인대는 혈액 공급이 상대적으로 적기 때문에 회복 시간이 더 오래 걸리며, 때로는 완전히 회복되지 않을 수도 있다. 회복되더라도 이전의 강도를 완전히 되찾지 못할 가능성이 있다. 인대는 자가 치유 능력이 제한적이다. 특히 전방 십자 인대나 후방 십자 인대와 같은 주요 인대의 심각한 파열이 발생하면, 수술적 개입 없이는 자연 치유가 어려운 경우가 많다. 인대는 손상 후 치유 과정에서 흉터 조직을 형성하는데, 이 조직은 부위의 틈을 메우는 데는 도움이 되지만, 원래 인대 조직만큼 기능적이거나 탄력적이지 않다. 인대의 탄력이 감소하면, 갑작스러운 힘이 가해질 때 재손상될 위험이 커진다.

우리 몸에는 고유수용성 감각이라는 기능이 있다. 이는 공간에서 자신의 신체 위치, 자세, 균형, 움직임을 감지하는 감각으로, 몸이 어디에 있고 어떻게 움직이는지를 인식하게 해준다. 그러나 인대 부상이 발생하면 이러한 고유수용성 감각 피드백이 손상되어 관절의 위치와 움직임을 정확하게 감지하기 어려워질 수 있다.

이러한 감각 인식 부족은 부적절한 관절 움직임을 초래하고, 재부상 위험을 증가시킬 수 있다. 인대 손상이 발생하면 관절의 가동 범위도 변화하여, 손상된 인대로 인해 관절이 과도하게 움직이거나 불안정해질 수 있다. 이로 인해 재손상의 위험이 높아지게 된다.

인대 손상이 발생하면 근육의 긴장이 증가하거나 주변 근육이 약화되어 근육 불균형이 생길 수 있다. 이러한 불균형은 관절에 불필요한 스트레스를 가해 또 다른 손상의 위험을 높인다. 이러한 인대와 힘줄의 근본적인 치료는 프롤로 치료를 통해서 가능할 수 있다.

20년 넘게 프롤로 치료를 시행해오면서, 치료를 받은 환자들이 다시 찾아오는 사례를 자주 경험하게 된다. 한 번 프롤로 치료의 효과를 경험한 환자분들은 평생 고객이 되는 경우가 많다는 것을 알게 되었다.

6장

발을 살리다:
발, 발목, 발가락을 위한
프롤로 치료

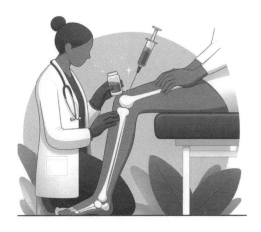

근육은 힘줄과 연결되어 있으며, 과도한 사용, 반복적인 운동, 부상 등 다양한 원인으로 인해 쉽게 뭉침이 발생할 수 있다. 한번 뭉친 근육은 적절히 풀어주지 않으면 장기적으로 지속될 수 있다. 연구에 따르면, 주로 4세 이후부터 근육의 뭉침이 시작되어 청소년기에 가장 많이 발생하며, 심지어 사망 후 부검을 해보면 근육의 결절이나 멍울이 남아 있는 경우가 발견된다고 한다.

어떤 치료도 듣지 않았던
족저근막염의 해결

50대 남성분이 발바닥 통증으로 인해 여러 병원을 다녔지만 효과를 보지 못해 소개를 받고 찾아오셨다. 그는 아침에 첫발을 디딜 때 발바닥에 통증이 있으며, 걷다 보면 통증이 다소 줄어들지만 완전히 사라지지는 않는다고 하셨다. 이러한 증상은 족저근막염을 의심해볼 수 있다.

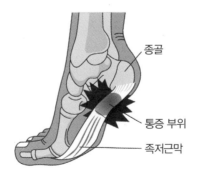

종골

통증 부위

족저근막

〈그림 28〉 족저근막염의 모습

'족저'는 말 그대로 발바닥에 아치를 형성해주는 섬유조직으로 이루어진 구조물이다. 이 구조물의 뒤쪽, 발꿈치뼈가 닿는 부위에 염증 반응이 생기면서 땅을 디딜 때 통증이 발생하는 질환을 족저근막염이라고 한다.

잘 때는 통증이 없지만 아침에 첫발을 디딜 때 통증이 느껴지는 이유는 수면 중 발바닥 근육이 긴장이 풀리고 체중을 받지 않는 상태로 쉬다가 첫발을 디디면서 갑자기 족저근막이 늘어나기 때문이다. 이로 인해 통증이 발생하게 된다. 족저근막염은 무리한 운동, 장시간 서 있기, 오랜 걷기, 달리기 등 발의 과도한 사용으로 인해 발생할 수 있다.

반복적인 스트레스와 압력은 족저근막에 미세한 찢어짐^{마이크로 트라우마}을 일으켜 염증을 유발할 수 있다. 여기에 비만이나 과체중으로 인해 발바닥에 추가적인 부담이 가해지면, 이러한 미세 손상이 악화되어 증상이 더 심해질 수 있다.

발바닥 근육이 약화되었거나 과도하게 긴장된 경우, 발에 구조적 문제가 있는 경우^{평발. 오목발 또는 발의 생체역학적 문제}, 종아리 근육이나 아킬레스건이 팽팽한 경우, 신발이 맞지 않는 경우에는 증상이 악화될 수 있다. 따라서 발바닥을 따뜻하게 유지하거나 스트레칭을 해주는 것이 근육을 이완시키고 통증을 완화하는 데 도움이 될 수 있다.

신발도 쿠션이 없는 신발은 피하고, 발에 맞는 좋은 신발로 교체

하는 것이 중요하다. 여기서 안창의 역할이 중요한데, 족부 의학 관점에서 안창은 발바닥 아치를 지지하고 압력을 고르게 분배해준다. 이를 통해 특정 부위에 집중되는 스트레스를 분산시키고, 발바닥 근육의 부담을 줄여 긴장을 완화하는 효과를 얻을 수 있다.

이 환자분은 스트레칭이나 안창과 같은 보존적 치료보다 확실한 치료를 원하셨다. 그동안 고생이 심하셨고, 걷는 것 자체를 매우 고통스러워하는 상태였다. 이미 타 병원에서 10개월 동안 치료를 받았으나 증상이 나아지지 않아 내원하셨고, 엑스레이와 초음파 검사를 모두 마친 상태였다. 또한, 30분 정도 걸으면 쉬어야 할 정도로 불편함을 느끼고 계셨기에, 이분께는 당일에 족저근막염에 대한 프롤로 치료를 바로 실시했다.

이분은 2016년에 한 차례 치료를 받으셨고, 4년 후 다른 부위의 통증으로 다시 내원하셨다. 발바닥 통증에 대해 여쭤보니 "아, 그때 치료하고 지금은 잘 걸어 다녀요!"라고 답하셨다. 다행히 이분도 한 번의 치료로 큰 호전을 보셨다.

지난 20여 년 동안 수만 명의 환자에게 프롤로 치료를 시행하면서, 머리부터 발끝까지 다양한 부위를 치료해본 결과, 환자분들께서 부위에 따라 통증을 느끼는 정도가 다르다는 것을 알게 되었다. 환자분들의 말씀을 통해 알게 된 바로는, 허리는 비교적 치료 시 큰 불편을 느끼지 않는 부위 중 하나인 것 같다.

그런데 발바닥은 걸을 때마다 하중을 받는 부위이기 때문에, 좁은 공간에 주사 약물이 들어가면 일시적으로 붓고 통증이 발생할 수 있다. 이로 인해 발바닥은 다른 부위보다 치료 후 불편감을 느끼는 경우가 상대적으로 많다. 따라서 시술 전, 주사를 맞은 후 통증이 있을 수 있음을 미리 고지하고 치료에 들어간다.

대개 주사를 맞고 나면 절룩거림이 나타날 수 있지만, 시간이 지나면 모두 사라지므로 사전에 이를 알려드린다. 또한, 양쪽 발바닥이 아프더라도 한쪽씩 치료하고, 다른 쪽은 다음에 진행하도록 권장드린다. 이 치료는 힘들 수 있지만, 한 번 효과가 나타나면 반영구적으로 개선되는 경우가 많다는 점도 함께 설명드리고 있다.

강력계 형사 생활 15년 만에:
"이렇게 센 치료는 처음?"

어느 날, 40대 초반의 형사 한 분이 찾아오셨다. 강력계에서 나왔다고 하니 순간, 내가 무슨 잘못을 했나? 혹시 누가 소송이라도 했나? 하는 생각에 머리가 핑 돌고 여러 가지 생각이 스쳐 지나갔다. 하지만 일단 찾아오셨으니 만나봐야겠다고 마음먹었다. 그런데 알고 보니 나를 잡으러 오신 게 아니라 질병을 잡으러 오신 것이었다.

이 형사분은 발목, 정확히는 아킬레스건 부위 통증 때문에 찾아오셨다. 통증으로 서울대병원을 비롯한 여러 유명 대학병원을 방문했으나, 아킬레스건에 문제가 있다는 진단만 받았을 뿐, 실질적인 치료를 받지 못했다고 하셨다. 여러 곳에서 치료를 시도했지만 효과가 없었고, 누군가의 추천으로 우리 병원을 찾아오신 것이었다.

이분이 고통받고 계신 병은 아킬레스건염이었다. 아킬레스건은 종아리와 발뒤꿈치 사이에 위치하며, 손으로 쉽게 만질 수 있는 두

툼하고 튀어나온 밧줄 같은 힘줄이다. 이 힘줄은 우리 몸에서 가장 두껍고 강력한 힘줄로, 걷기, 뛰기, 점프 등의 동작에서 중요한 역할을 한다.

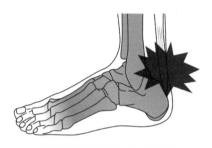

〈그림 29〉 아킬레스건염의 모습

이 질환은 발뒤꿈치 쪽이 아프며 붓고, 누르면 통증이 생기는 것이 특징이다. 주로 심한 운동이나 과도한 움직임, 부상 후에 아킬레스건 부위에 통증이 나타나며, 이를 아킬레스건염이라 부른다. 병이 진행되면 가벼운 운동이나 휴식 중에도 통증이 지속될 수 있다.

이 형사분은 아마도 범인을 잡기 위해 열심히 뛰거나, 체력 단련을 위해 과도하게 운동하신 것이 원인이었을 가능성도 있다. 아킬레스건염의 주된 원인에는 지나친 달리기, 과도한 운동, 잘못된 운동 방법이 있으며, 발의 구조적인 문제, 즉 평발이나 요족 같은 발 자체의 문제도 원인이 될 수 있다.

아킬레스건염은 초기, 중기, 말기로 나눌 수 있다. 초기에는 아킬레스건 주위에 가벼운 통증이 발생하며, 특히 운동을 시작할 때나 운동 후에 통증을 느끼지만, 대부분 자연적으로 호전되는 경우가 많다. 그러나 중기로 진행되면 통증이 점점 심해지고, 운동 후에도 통증이 지속된다. 특히 아침에 일어날 때 발목 주위가 뻣뻣하게 느껴지는 증상이 나타날 수 있다.

말기에 이르면 일상생활 중에도 지속적인 통증을 경험하게 되며, 이 상태에서 무리하게 운동을 계속하면 아킬레스건이 파열될 위험이 있다. 또한, 아킬레스건은 종아리 근육과 연결되어 있어 다리에 쥐가 나는 증상이 생길 수도 있다. 아킬레스건이 평소에 부드럽고 유연하면 손상 위험이 덜할 수 있지만, 뻣뻣하게 굳어 있는 경우라면 손상 가능성이 더 높아질 수 있다.

여성의 경우 굽이 높은 신발을 장시간 착용하면 종아리 근육과 아킬레스건이 오랫동안 짧아진 상태로 유지되어 아킬레스건 단축이 유발될 수 있다. 따라서 평상시와 운동 전후에 아킬레스건 스트레칭을 해주면 아킬레스건과 종아리 근육에 도움이 된다. 여러 가지 방법이 있지만, 여기서 한 가지 간단한 방법을 소개하겠다.

이 스트레칭 방법은 '벽에 기대기' 자세이다. 벽에 양손을 대고 한쪽 다리를 뒤로 뻗은 후, 반대쪽 다리는 앞으로 굽힌다. 이때 뒤로 뻗은 다리는 구부리지 않고, 발뒤꿈치는 바닥에 붙인 상태를 유지해야 한다. 발의 방향은 약간 틀어져도 괜찮다. 이 자세를 15~20초 정도 유지하면 뻐근한 느낌과 함께 스트레칭이 된다. 양쪽 발을 바꿔가며 3회 반복하면 효과적이다.

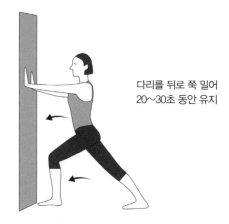

다리를 뒤로 쭉 밀어
20~30초 동안 유지

〈그림 30〉 아킬레스건염 예방 운동

　진단은 의사가 발목과 아킬레스건 부위를 검사하면서 아픈 부위를 눌러 통증의 정도를 파악하고, 힘줄 손상 상태를 확인한 후, MRI 또는 초음파 검사를 통해 염증과 파열 정도 등을 정확히 평가한다.

　치료 방법으로는 스트레칭, 주사 요법, 안창, 체외 충격파 요법, 수술 등이 있으며, 수술은 아킬레스건이 부분적으로 또는 완전히 파열된 경우에 필요할 수 있다. 아킬레스건이 파열되면 대부분의 환자는 즉시 뭔가 이상하다는 느낌을 받고, 힘이 들어가지 않는 증상을 경험하게 된다.

　축구, 테니스, 검도, 배드민턴 같은 운동 중 뚝 끊어지는 느낌이 들거나, 아킬레스건 부위를 눌렀을 때 움푹 파여 있는 소견이 있다면 검사를 통해 정확한 진단을 받고, 수술이 필요한지 결정하게 된다. 파열이 있다고 해서 모두 수술을 하는 것은 아니며, 완전 파열이 아닌 경우 보존적 치료가 가능하다. 이때 가장 확실한 보존적 치료 방법으로 프롤로 치료법이 사용될 수 있다.

강력계 형사님은 만성 아킬레스 통증으로 오랜 기간 고생하셨던 분으로, 아킬레스건 부위와 발목에 부착된 힘줄 및 인대 부위에 몇 회에 걸쳐 프롤로 치료를 받으셨다. 이후 1년이 지나 다른 문제로 다시 내원하셨다.

저자가 궁금해하자 형사님은 "이제는 아주 잘 뛰어다닌다"라며 만면에 웃음을 지으셨고, "여기가 내가 보기에 최고의 병원인 것 같다"라며 칭찬을 아끼지 않으셨다. 앞으로 더욱 강해진 아킬레스건으로 범인 검거에 성공하시기를 진심으로 바라는 마음이다.

일반적으로 프롤로 치료 약물은 뼈가 부착되는 부위에 주입되지만, 아킬레스건의 경우에는 예외적으로 힘줄 부위에 직접 약물이 주입되어야 조직 재생이 이루어질 수 있다.

다리에 쥐가 나 포기했던 등산,
이젠 정상까지 거침없이

한 유튜버가 종아리에 쥐가 나는 문제를 다룬 영상을 올렸는데, 조회수가 360만 회에 달하는 것을 보고 놀라움을 느꼈다. 이는 종아리에 쥐가 나는 증상을 겪는 사람들이 많다는 뜻이며, 동시에 다리와 관련된 질환이 매우 흔하다는 사실을 보여준다.

'쥐가 난다'는 표현은 사실 근육 경련이나 근육의 급격한 수축을 의미하며, 주로 종아리 근육에서 자주 발생한다. 이러한 경련은 종아리뿐만 아니라 허벅지, 발, 발바닥, 팔, 손, 손가락 등 다양한 부위에서도 일어날 수 있다. 또한 눈 주변이 떨리는 현상도 일종의 경련으로 볼 수 있다.

이러한 근육 경련은 잠을 자는 중에도 갑자기 발생할 수 있다. 특히 종아리 근육이 갑작스럽게 뭉치며 경련을 일으켜 잠에서 깨어나거나 걷기 불편한 상황을 겪게 된다. 통증은 몇 초에서 길게는 몇 분, 혹은 그 이상 지속될 수 있으며, 경우에 따라 며칠 동안 종아리의 통증이 남기도 한다. 경련 시 근육이 뭉친 덩어리가 만져지는 것도 흔한 증상 중 하나이다.

이처럼 갑작스럽고 의도치 않게 발생하는 근육 경련은 여러 원인에 의해 유발될 수 있다. 과도한 운동이나 탈수, 그리고 평소 미네랄 부족특히 칼슘, 마그네슘, 칼륨 등의 부족이 주요 원인 중 하나이다. 또한 특정 약물의 부작용으로도 발생할 수 있으며, 임신 중이나 갑상샘 질환, 신장 질환 등 다양한 건강 상태에서도 나타날 수 있다.

원인에 따라 치료 방법은 달라지지만, 종아리에 쥐가 났을 때는 우선 응급 처치로 수건을 활용한 종아리 스트레칭을 시도해보는 것이 좋다. 이는 빠르게 통증을 완화하는 데 도움을 줄 수 있다.

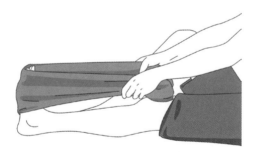

〈그림 31〉 수건을 사용해서 다리에 난 쥐를 푸는 모습

다음은 수건을 이용해 다리 근육을 스트레칭하는 방법이다.

1. 부드럽고 큰 수건을 준비한다.

2. 바닥에 앉아 다리를 편 상태로 편안하게 뒤로 기대어 앉는다.

3. 경련이 발생한 다리의 발목 부분에 수건을 두르고, 수건의 양 끝을 양손으로 잡는다.

4. 수건을 천천히 당겨 발을 자신의 몸쪽으로 당기면서 근육이 늘어나는 느낌이 들 때까지 부드럽게 당긴다. 이때 아픈 부분을 과하게 당기지 않도록 주의한다.

5. 약간의 긴장을 유지하며 스트레칭을 15~30초간 지속한다.

6. 스트레칭 후에는 천천히 수건을 풀고, 다리를 원래 위치로 되돌린다.

이 방법은 근육 경련으로 인한 통증을 완화하고 경직된 근육을 부드럽게 이완시키는 데 매우 효과적이다.

필요에 따라 위의 과정을 여러 번 반복할 수 있다. 이 스트레칭은 종아리 근육을 늘리고 유연성을 향상하는 데 효과적이며 긴급한 상황에서뿐만 아니라 평소에도 근력 운동과 함께 꾸준히 시행하면 다리 근육의 긴장 완화와 탄력 유지에 도움이 된다.

다리 경련은 특히 고령자에게 더 자주 발생하며, 반복적인 야간 경련은 누구에게나 좌절감과 불안감을 유발할 수 있다. 따라서 앞서 언급한 원인들을 파악하고, 필요한 경우 적절한 치료를 받는 것이 매우 중요하다.

일부 사람들은 쥐가 나는 증상에 마그네슘이 효과가 있다고 생각해 약국에서 마그네슘 보충제를 구입해 복용하는 경우가 많다. 그러나 국내에서 판매되는 마그네슘 제품 중 상당수가 산화마그네슘 MgO 형태로, 이는 체내에서 흡수가 잘되지 않고 배출될 가능성이 높다.

마그네슘 보충제를 선택할 때는 흡수율이 높은 구연산마그네슘 magnesium citrate 형태를 권장하며, 함께 혈중 비타민 D 농도를 확인하는 것이 중요하다. 이는 마그네슘과 비타민 D가 서로 밀접하게 작용하기 때문이며, 비타민 D 부족이 근육 경련의 주요 원인 중 하나로 작용할 수 있기 때문이다.

근육 경련 치료에서는 원인을 정확히 진단하고 이에 맞는 치료를 시행하는 것이 중요하다. 특히 근육이나 인대 문제로 인한 경련에는 통증 유발점 주사와 프롤로 치료가 효과적이며, 일반적으로 두 가지 방법을 병행한다.

근육은 힘줄과 연결되어 있으며, 과도한 사용, 반복적인 운동, 부상 등 다양한 원인으로 인해 쉽게 뭉침이 발생할 수 있다. 한번 뭉친 근육은 적절히 풀어주지 않으면 장기적으로 지속될 수 있다. 연구에 따르면, 주로 4세 이후부터 근육의 뭉침이 시작되어 청소년기에 가장 많이 발생하며, 심지어 사망 후 부검을 해보면 근육의 결절이나 멍울이 남아 있는 경우가 발견된다고 한다.

근육이 뭉쳐 있다는 것은 종종 힘줄이나 인대에 문제가 생겼다는 신호이다. 하나의 조직이 제대로 기능하지 않으면, 그 주변의 다른 조직에도 영향을 미치게 된다. 예를 들어, 종아리 근육이 뭉치면 문제는 종아리에만 그치지 않고 발, 허벅지, 골반, 척추, 어깨, 목 등 여러 부위에까지 영향을 미칠 수 있다. 실제로 이런 연관성은 다양한 사례를 통해 확인되고 있다.

이 환자분의 경우, 우선 종아리 근육에 통증 유발점 주사를 시행했다. 시술 후 불과 몇 분 만에 근육섬유에서 수십 차례 이상의 급격하고 불규칙한 수축 반응twitching response이 나타났고, 이에 따라 근육이 이완되는 효과가 관찰되었다. 시술 후 환자는 즉시 통증이 완화되며 편안함을 느끼셨다. 또한, 발과 발목, 아킬레스건 부위의 인대를 강화하기 위해 프롤로 치료를 시행하여 발목을 더욱 견고하게 만들어드렸다.

몇 개월 후에 내원한 환자분께서는 "등산할 때마다 쥐가 나서 너무 고생했는데, 그때 치료 이후로는 한 번도 쥐가 나지 않았다"라고 말씀하셨다.

발가락에서 물이 흐르던 점액낭종,
깨끗하게 사라진 사연

"발가락에서 물이 나온다"는 말은 환자가 직접 사용한 표현이다. 과연 발가락에서 물이 나올 수 있을까? 놀랍게도, 이는 사실이었다. 환자의 발가락 관절에서 물 같은 액체가 흘러나오고 있었다.

사실 이 환자는 발가락뿐만 아니라 손가락에서도 물 같은 액체가 흘러나오고 있었다. 의학적으로는 이를 '점액낭종'이라고 하며, 흔히 손가락이나 발가락에 생기는 '물혹'이라고 이해하면 더 쉽게 접근할 수 있다.

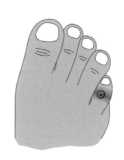

〈그림 32〉 점액낭종의 모습

점액낭종은 주로 손가락이나 발가락의 끝마디에 생기며, 표면이 얇아져 터지면서 내부의 액체가 흘러나오는 경우가 흔하다. 일상생활에서 어디에 부딪히거나 닿으면 통증이나 불편함을 느낄 수 있으며, 경우에 따라 혹이 손톱을 눌러 손톱 모양이 변형되거나 우그러지기도 한다.

이 질환은 손발가락 관절염, 특히 퇴행성 관절염과 관련이 있으며, 주로 중장년층 이후에 발생한다. 특히 여성의 경우 폐경 이후 발병률이 더 높아지며, 가족력이 있거나 손발을 많이 사용하는 일을 하는 경우 발생 가능성이 더욱 높아진다.

손을 많이 사용할 경우 손가락 관절 내 압력이 순간적으로 높아지면서, 약해진 막을 뚫고 관절액이 밖으로 흘러나오는 현상이 발생할 수 있다. 이 질환은 특히 주부들에게 많이 나타나는데, 팁을 말씀드리자면 설거지나 요리 같은 일상적인 가사 활동은 그대로 진행해도 무방하다.

다만, 손빨래나 손걸레, 세탁물을 쥐어짜는 행동은 손가락 관절에 순간적으로 상당한 압력을 가하기 때문에 가급적 피하는 것이 좋다.

점액낭종에 대한 기존의 치료 방법들은 다음과 같다.

1. **관찰:** 대부분의 낭종은 통증이 없고 기능적으로 문제가 없다면, 별다른 치료 없이 경과를 지켜보는 경우가 많다.

2. **수술적 제거:** 가장 확실한 치료법으로, 통증이 있거나 미관상 문제가 될 경우 낭종을 완전히 제거하는 수술을 진행할 수 있다.

3. **바늘 흡인 및 스테로이드 주사:** 바늘을 통해 낭종 내부의 액체를

제거하고 스테로이드 주사를 투여하여 염증을 줄이고 낭종을 축소할 수 있다. 하지만 이 방법은 시간이 지나면서 재발할 가능성이 높다.

이 환자분은 이미 대학병원에서 스테로이드 주사, 냉동치료, 수술을 포함한 총 7가지의 치료를 받았음에도 불구하고 재발하여 내원한 상태였다. 이러한 경우에 시행되는 프롤로 치료는 고농도의 포도당을 주입하여 국소 염증을 유발하는 방법이다. 이 염증 반응은 신체의 자연 치유 과정을 자극하여 약해지거나 손상된 조직을 강화하고 복구하는 데 도움을 준다.

액체를 제거한 후 고농도의 치료액을 주입하면 염증이 감소하고, 낭종에 직접 주입된 용액으로 인해 낭종이 축소되거나 사라질 수 있다. 또한, 치료 과정에서 주변을 둘러싼 힘줄과 인대가 강화되어 조직이 두꺼워지면서 관절을 보호하게 된다. 이는 콜라겐 생성이 촉진되어 조직이 강화되는 원리이다.

이 환자분은 프롤로 치료 후 발가락에서 흘러나오던 액체가 멈추는 긍정적인 결과를 얻었다. 따라서 수술을 고려하기 전에 프롤로 치료 상담을 먼저 받아보길 권장드린다. 또한, 수술 후에도 문제가 해결되지 않았다면 프롤로 치료에 대한 상담을 받아보는 것을 추천한다.

발목 통증 극복한 아빠,
아들과 다시 즐기는 스케이트의 기쁨

40대 아빠는 5세 된 아들과 함께 스케이트를 타고 싶어 했다. 초등학생 시절부터 스케이트를 배워 자신이 있었던 그는 30년 만에 다시 스케이트를 타면서 예전만큼은 아니더라도 아들에게 기본을 가르칠 자신이 있었다. 호기롭게 스케이트화로 갈아 신고 빙판에 오른 아빠는 아들의 손을 잡고 멋지게 달릴 수 있을 거라 기대했지만, 오랜만에 타서인지 두 발로 중심을 잡는 것조차 쉽지 않았다.

주변 사람들은 쌩쌩 잘도 달리는데, 심지어 아들마저 저 멀리 앞서가며 '왜 빨리 안 오냐'고 재촉했다. 그러나 아빠는 다리가 덜덜 떨려 앞으로 나아가기는커녕 아이스링크 벽을 찾아 몸을 기대기에 급급했다. 결국 엉덩방아까지 찧고 말았다. 무엇보다도 발목이 아파 미끄러운 빙판 위에 서 있는 것조차 힘들었다. 결국 아빠는 포기하고, 아들을 엄마에게 맡길 수밖에 없었다.

아빠의 문제는 바로 발목이었다. 어릴 때는 발목이 튼튼해 빙판 위를 쌩쌩 달릴 수 있었지만, 나이가 들며 발목을 여러 번 삐고 다치게 되면서 발목 인대에 손상이 온 것이었다.

발목은 한 번 삐게 되면 반복적으로 삘 확률이 훨씬 더 높아진다. 이는 발목을 지지하는 인대가 손상되면서 발생하는데, 그 부위를 지나가는 신경들도 함께 손상될 수 있다. 이로 인해 발목 염좌는 만성적으로 인대가 불안정해지며, 결국 만성 염좌를 일으키게 된다.

만성 염좌가 발생한 인대는 과연 강한 인대일까, 아니면 약한 인대일까? 피부에 가벼운 상처가 나면 흉터 없이 치유되지만, 깊은 상처가 생기면 흉터가 남는 것처럼, 인대 손상도 마찬가지로 흉터를 남기게 된다.

연구에 따르면, 인대 손상은 흉터 형성을 동반하는 치유 반응을 유도한다. 이 흉터 조직은 정상 인대보다 더 약하며, 마이너 콜라겐의 증가, 콜라겐 가교 결합의 감소, 글리코사미노글리칸의 증가와 관련이 있어 원래의 인대보다 약한 상태로 변하게 된다.

인대는 스스로 잘 치유되지 않기 때문에, 발목을 움직일 때마다 구조적인 손상이 점점 더 심해지게 된다. 발목 인대에 손상이 생기면 발목 관절이 불안정해질 수 있으며, 이러한 불안정성은 스케이트를 타는 동안 균형을 잃거나 쉽게 넘어질 위험을 높인다.

약해진 인대로 발목 관절의 움직임이 제한되고 힘이 약해지면서, 스케이트 속도와 기술, 움직임의 정확성, 전반적인 운동 성능이 저하될 수 있다. 결국, 아빠는 5~10분조차 스케이트를 타기 어려운 상태를 깨닫고, 발목 인대 강화 치료를 받기로 결심했다.

증식 요법 또는 재생 주사 요법으로도 알려진 프롤로 치료는 손상되고 고통스러운 관절과 결합 조직을 강화하고 복구하는 비수술적 치료법이다. 이 방법은 포도당 용액을 약해진 관절과 인대 부위에 주입하여 염증 반응을 촉진함으로써 신체의 자연 치유 반응을 유도한다.

프롤로 치료를 통해 치유 반응을 유도하면 인대가 더 두껍고 튼튼해져, 향후 염좌 발생 위험을 줄일 수 있다. 이 치료는 조직 회복을 촉진하고, 용액의 직접적인 효과로 통증을 감소시키는 데도 도움이 된다. 치료 후 통증이 줄어들고 인대가 강화되면 발목의 기능과 안정성이 개선되는 것을 경험할 수 있다.

만성 발목 불안정성이 있는 일부 환자에게는 수술이 권장될 수 있지만, 프롤로 치료는 불안정성의 정도와 환자의 개별 상황에 따라 외과적 개입 전에 시도해볼 수 있는 대안이 될 수 있다.

몇 차례의 치료를 받은 후, 다음 해 겨울이 돌아왔을 때 아빠는 더 이상 벌벌 떨던 나약한 모습이 아니었다. 10분도 채 타지 못했던 그가 이제는 아들과 함께 1시간을 타도 발목이 편안하고 안정적이었다. 아빠 자신도 놀랐고, 아들도 그런 아빠를 보며 밝은 미소를 띠었다. 발목 인대가 강화된 덕분에 아빠는 앞으로도 스케이트를 즐길 수 있을 것으로 보인다.

7장

프롤로 치료가
통증 치료의 해답인 이유

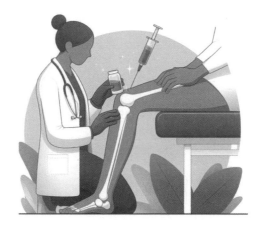

근력 강화 운동은 근육의 힘과 부피를 증가시킬 뿐만 아니라, 골밀도를 향상시키고 관절의 안정성을 높이는 데도 중요한 역할을 한다. 근육을 효과적으로 강화하기 위해서는 점진적으로 부하를 증가시키는 원칙을 따르는 것이 필요하다. 이를 통해 근육이 적절히 자극받아 지속적으로 성장할 수 있다.

여러 부위의 통증,
프롤로 치료로 모두 해결 가능할까?

경기도 고양에서 오신 60대 여성분으로, 팔꿈치 통증으로 내원하셨다. 여러 곳에서 다양한 치료를 받아보았지만 효과가 없었다고 한다. 자세히 여쭤보니 팔꿈치뿐만 아니라 어깨, 허리, 목 등 여러 부위에 통증이 있으셨다. 이분의 치료 경과는 다음과 같다.

2020년 12월: 팔꿈치 치료

2021년 3월: 어깨와 방아쇠 손가락 치료. 팔꿈치는 빠르게 호전

2022년 1월: 주사 맞지 않은 어깨 부위 치료

2022년 12월: 허리 치료

이 환자분이 계속해서 내원하시게 된 계기는 팔꿈치 치료 후 상태가 개선되면서 본인이 직접 어깨와 허리 치료를 받기로 결정하셨

기 때문이다. 이처럼 여러 부위에 통증이 있는 경우, 프롤로 치료가 효과적인 해답이 될 수 있는 이유는 다음과 같다.

1. 프롤로 치료는 합성 화학물질이 아닌 고농도 포도당을 이용하여 신체의 자연 치유 반응을 촉진해 조직 복원을 돕는 방법이다. 이로 인해 비교적 안전하게 자주 치료를 받을 수 있으며, 여러 부위를 동시에 치료할 수 있다는 장점이 있다.
2. 프롤로 치료는 비수술적 방법으로 여러 부위의 통증과 불편을 완화할 수 있어, 다양한 부위에 통증이 있는 환자에게 효과적인 치료법이다.

국내에 프롤로 치료가 도입된 초기에는 시술 경험이 있는 의사들이 각자의 경험에 따라 '무릎에는 프롤로 치료가 효과적이다', '허리에는 프롤로 치료가 최고다', '발목은 100% 치료된다', '팔꿈치 엘보에도 프롤로 치료가 좋다' 등 다양한 의견을 공유했다. 결국, 프롤로 치료는 어느 부위에나 효과를 발휘할 수 있는 치료법이라고 할 수 있지 않을까!

치료를 진행하다 보면 어깨 통증으로 내원하셨지만, 실제로는 어깨뿐 아니라 허리, 다리무릎, 목 등 다양한 부위에 통증을 호소하시는 분들이 많다. 이러한 경우, 치료 순서는 환자의 상태와 통증의 강도, 생활 방식 등 여러 요소에 따라 달라질 수 있지만, 일반적인 접근 방식은 다음과 같다.

가장 큰 불편을 주는 부위부터 치료를 시작하는 것이 좋다. 이는 통증의 강도나 일상 활동에 미치는 영향을 기준으로 결정할 수 있다. 또한, 일상생활이나 직업 활동에 중요한 부위를 우선적으로 치료할 수 있다. 예를 들어, 걷기에 어려움이 있으면 다리_{무릎}를 먼저 치료하는 것이 효과적이다. 통증의 원인 부위를 먼저 치료하는 것도 좋은 접근법이다. 예를 들어, 허리 문제가 다리 통증을 유발하는 경우, 허리를 우선적으로 치료할 수 있다.

프롤로 치료는 환자마다 매우 개별적인 접근이 필요하며, 전문가의 평가와 지시에 따라 진행되는 것이 가장 좋다. 따라서 치료를 시작하기 전에 반드시 해당 분야의 의료 전문가와 상담하는 것이 중요하다.

뉴욕에서 찾아온 가족의 3주간의 치료 여정, 그 특별한 이야기

    지금까지 수많은 사례에서 프롤로 치료를 진행해왔지만, 기억에 남는 환자를 꼽자면 이 가족을 빼놓을 수 없다. 미국 뉴욕 맨해튼에서 거주하는 아버님, 어머님, 그리고 아드님 세 분이 프롤로 치료를 받기 위해 한국까지 직접 찾아오셨다.

    이 가족은 3주 동안 병원 근처의 호텔에 머물며 주말을 제외하고 거의 매일 치료를 받으러 오셨다. 이들이 오게 된 계기는 앞서 소개한 태권도 사범님이 요통과 다리의 극심한 통증과 저림 증상이 호전된 것을 보고, 온 가족이 함께 치료를 받기로 결정한 덕분이다.

    가족과 함께 오신 분들 중 특히 사모님은 3주 동안 목, 어깨, 팔꿈치, 손, 손목, 척추, 허리, 골반, 무릎, 발목, 발에 이르기까지 전신에 걸친 힘든 치료를 견디며 잘 참아내셨다. 머나먼 타국에서 치료를 결심하고 오신 만큼 어떠한 어려움도 감내하시겠다는 강한 의지를 보여주셨고, 저자 역시 그러한 마음에 보답하고자 최선을 다해 치료에 임할 수밖에 없었다.

저자도 역시 개인적으로 프롤로 치료를 받아본 경험이 있지만, 매일 치료를 받는다는 것은 거의 초인적인 정신력이 있어야 가능한 일이다. 3주간의 치료가 끝난 후 가족은 귀국하셨고, 약 6개월이 지난 어느 날 사모님께서 다시 한국을 찾아 내원하셨다.

사모님이 다시 병원을 찾으신 모습을 보고 사실 내심 뜨끔한 마음이 들었다. 치료한 지 6개월 정도 지난 시점이라 그간 상태가 어떠셨는지 궁금하기도 했고, 혹시 치료가 잘되지 않아 원망의 말씀이라도 하러 오신 건 아닌지 걱정스러웠다.

조심스럽게 "그동안 어떻게 지내셨나요?"라고 여쭈어보니, 사모님께서는 이전보다 훨씬 편해졌고 걷기도 많이 나아져서 전반적으로 상태가 아주 좋아졌다고 말씀해주셨다. 치료 전에는 30~40분 정도 걷는 것도 어려웠고 발가락이 저릿저릿한 통증에 시달리셨다고 했다. 그런데 이제는 그런 증상도 사라져서 산행까지 하고 계신다는 말씀을 들었다.

"산행을 하신다니, 뉴욕에도 산이 있나요?"라고 여쭈어보았더니, "맨해튼에서 멀지 않은 곳에 산이 있다"라고 하셔서 그때 처음으로 뉴욕에도 산이 있다는 사실을 알게 되었다.

사모님께서는 이전에 불편했던 목도 많이 좋아지셨고, 다리 저림도 상당히 완화되었다고 말씀하셨다. 가끔 쥐가 나기는 하지만 예전처럼 불편하지 않다고 하셨다. 당시가 치료 후 약 6개월 정도 지났던 시점이니, 그 이후로도 상태가 더욱 호전되셨을 것이라고 생각된다.

치료 후에는 항상 환자분의 경과가 걱정되어 마음을 졸이게 되는데, 이렇게 좋은 결과를 듣게 되니 시술자로서 큰 보람을 느꼈다.

항상 좋은 결과만을 기대하며 치료에 임하지만, 이 치료는 즉각적인 효과를 보기가 어려운 점이 있다. 그러나 시간이 지나면서 효과를 느끼고 좋아진 분들은 가까운 지인들에게 이 치료를 추천하는 경우가 많다. 그 결과 병원을 찾는 많은 분들이 소개나 입소문을 통해 오시고, 요즘에는 유튜브 영상을 보고 방문하시는 분들도 많아졌다.

사실 이렇게 책을 쓰고 유튜브를 하는 이유도 같은 목적에서 비롯되었다. 이 치료가 분명히 누군가에게는 꼭 필요한 방법일 수 있으며, 그분들께 이러한 치료 방법이 있다는 사실을 알려드려야 한다고 생각했기 때문이다.

이 치료로 100명의 환자를 치료한다고 해서 모두가 효과를 보지는 않을 수 있다. 하지만 그중 80~90명, 아니 그 이상의 환자분들께서 분명히 긍정적인 효과를 경험하실 수 있다고 본다. 엉뚱한 시술이나 불필요한 수술로 이어지지 않고, 이처럼 안전하고 효과적인 치료가 널리 알려지고 많은 분들에게 도움이 되기를 바란다.

프롤로 치료,
효과를 느끼는 시점은 언제일까?

치료 효과는 환자 개인의 상태와 차이에 따라 다를 수 있지만, 일부 환자들은 치료 직후부터 호전을 느끼기도 한다. 특히 허리 부분은 주사를 맞은 후 병원을 나서면서 바로 좋아졌다고 말씀하시는 분들이 많다. 종아리 근육을 치료한 경우에도, 치료 후 즉시 "벌써 좋아졌다"라고 말씀해주시는 환자분들이 많을 만큼 효과가 빠르게 나타나는 부위 중 하나이다.

반면에 어깨나 팔꿈치, 특히 발바닥은 효과가 나타나기까지 시간이 오래 걸리는 편이다. 대부분의 환자분들은 몇 주에서 몇 개월이 지나면서 서서히 호전을 체감하게 된다. 하지만 주사를 맞은 후에는 일시적인 통증이 있기 때문에 그 기간 동안은 아픔을 견뎌야 하는 경우도 있다. 그러나 이러한 통증은 주사를 맞고 약물이 들어가면서 생기는 반응으로, 병 자체가 해결되지 않아서 발생하는 통증과는 차원이 다르다.

그럼에도 환자분들은 종종 '왜 빨리 낫지 않느냐', '언제쯤 좋아질 것이냐', '이대로 계속 아픈 것은 아닌가', '이러다 낫지 않는 건 아닌가', '괜히 맞은 것 같다', '비싼 비용이 들었는데 효과가 없는 것 아닌가' 등의 걱정을 토로하시곤 한다.

그래서 프롤로 치료 전문가들은 치료 결과를 평가하기 위해 최소 2달이 지난 후에 판단하라고 권장한다. 처음 2달은 아기 인대가 형성되는 과정이기 때문에, 이 시기에는 "좋아진 것 같아도 좋아졌다고 하지 말고, 나빠지는 것 같아도 나빠졌다고 하지 말라"고 조언한다. 시간이 지나면, 주사로 인해 아팠던 부분도 언제 아팠는지조차 기억하지 못하게 된다.

주사를 맞은 지 얼마 되지 않은 환자분들의 말씀을 들어보면, "아직 아프긴 하지만 예전처럼 아프지는 않은 것 같다"라고 하신다. 이는 인대가 서서히 형성되어 가면서 몸이 회복되는 과정에서 느끼는 자연스러운 반응이다. 치료 후 인대 형성 과정은 2년 정도, 혹은 그 이상까지도 지속된다는 보고가 있다. 시간이 지남에 따라 인대가 점점 더 강해지면서 회복 효과가 더욱 견고해지는 것이다.

복용 가능한 약과 피해야 할 약

다음은 프롤로 치료 후 복용이 가능한 약물이다.

1. **진통제**: 일반적으로 프롤로 치료 후, 일반적인 진통제를 복용하는 것은 안전하며, 타이레놀 제재와 트라마돌 제재는 프롤로 치료의 효과를 방해하지 않는다. 상품명으로는 울트라셋 등이 있다.

2. **항생제**: 항생제는 일반적으로 프롤로 치료와 상호작용을 하지 않는다.

3. **기타 약 복용**: 고혈압, 골다공증, 고지혈증, 당뇨 약 등은 동시에 투여가 가능하다.

복용하면 치료에 방해가 되는 약물들이 있다. 보통은 2가지만 기억하면 된다.

1. 스테로이드 제제: 스테로이드 성분이 포함된 소염제는 강력한 염증 완화 효과가 있어 프롤로 치료의 핵심 과정인 염증 반응을 억제할 수 있다. 이로 인해 프롤로 치료의 효과가 감소할 수 있으므로, 스테로이드 제제의 사용은 권장되지 않는다.

2. 비스테로이드성 소염진통제(NSAIDs): 이부프로펜, 나프록센, 아세클로페낙과 같은 비스테로이드성 소염진통제는 염증과 통증을 줄이는 효과가 있지만, 염증 반응을 억제하여 프롤로 치료의 효과를 낮출 수 있다. 아스피린 또한 필요한 경우를 제외하고는 복용을 자제하는 것이 좋다. 다만, 불가피하게 아스피린을 복용해야 하는 경우에도 좋은 치료 결과를 보이는 환자들이 많다.

3. 소염 진통 성분이 함유된 파스: 소염 진통 성분이 포함된 파스는 피부를 통해 흡수될 수 있으므로 프롤로 치료 중에는 사용을 피하는 것이 좋다. 다만, 리도카인과 같은 국소 마취 성분만 포함된 파스는 프롤로 치료에 영향을 미치지 않으므로 사용이 가능하다. 이러한 약제의 사용 여부는 반드시 담당 의사와 상의하여 결정하기 바란다.

치료 후 도움이 되는 운동, 언제 시작하는 게 좋을까?

1. 운동 시작 시기: 운동을 시작하는 시기는 개인의 상태, 치료 부위, 치료 강도에 따라 달라질 수 있다. 일반적으로 프롤로 치료 직후에는 통증 부위에 부담을 주지 않도록 주의하는 것이 중요하지만, 일상적인 생활, 근무, 보행, 산책 등 가벼운 활동은 무리 없이 가능하다. 보통은 치료 후 6주 정도까지는 아직 어린 인대가 형성되는 시기로 보아, 운동은 6주 이후부터 하시도록 말씀드린다. 8주 이후부터는 담당 의사와 상의하에, 강도를 차츰 높이는 운동과 저항 운동을 시작할 수 있을 것으로 본다.

2. 무거운 중량 운동 및 고강도 운동: 무거운 중량을 드는 운동이나 급격한 동작을 포함한 운동은 처음에는 횟수와 강도를 조절하여 무리가 가지 않도록 주의해야 한다. 시간이 지남에 따라 점진적으로 강도를 높여나갈 수 있으며, 궁극적으로는 치료 이전보다 더 강도

높은 근력 강화 운동에도 참여할 수 있도록 계획하는 것이 좋다.

근력 강화 운동은 근육의 힘과 부피를 증가시킬 뿐만 아니라, 골밀도를 향상시키고 관절의 안정성을 높이는 데도 중요한 역할을 한다. 근육을 효과적으로 강화하기 위해서는 점진적으로 부하를 증가시키는 원칙을 따르는 것이 필요하다. 이를 통해 근육이 적절히 자극받아 지속적으로 성장할 수 있다.

근력 강화는 무게를 점진적으로 늘리거나 반복 횟수를 증가시키는 방식으로 이루어지며, 일관된 운동이 매우 중요하다. 주 2~3회의 근력 운동이 권장되며, 주요 근육 그룹을 고루 발달시키기 위해 다양한 운동을 포함하는 것이 좋다. 특히, 동일한 근육 그룹을 연속해서 2일 이상 운동하지 않도록 하여 근육이 충분히 회복할 수 있는 시간을 가지도록 주의하기 바란다.

프롤로 치료, 부작용은 없을까?

일반적으로 발생할 수 있는 합병증은 다음과 같다.

1. 통증: 프롤로 치료 후 일시적인 통증이나 불편함이 발생할 수 있으며, 이는 치료 부위의 염증 반응에 따른 자연스러운 현상으로 시간이 지나면서 점차 완화된다. 통증은 개인마다 다르게 느껴질 수 있어, 1~2일 정도 약간 뻐근함을 느끼는 경우도 있고, 두 달이 지나서도 통증을 호소하는 경우도 있다. 그러나 주사로 인해 발생한 통증은 결국 모두 사라지며, 치료 부위에는 강화된 인대와 힘줄이 남아 지속적인 효과를 제공한다.

2. 부기: 치료 부위에 일시적인 부기가 발생할 수 있으며, 이는 주입된 약물에 의해 염증 반응이 일어나기 때문이다. 이러한 부기는 자연스럽게 사라지며, 특별한 조치 없이도 시간이 지나면 완화된다.

3. 출혈 및 멍: 주사 부위에 일시적인 출혈이나 멍이 생길 수 있다. 어깨나 팔꿈치를 치료한 경우 주사 부위에서 팔목까지, 무릎이나 허벅지를 치료한 경우 종아리까지 멍이 퍼질 수 있다. 이러한 멍은 대개 3~4주 내에 자연스럽게 사라지며, 특히 항응고제를 복용하지 않는다면 이 기간 내에 없어질 것이다.

4. 감염: 주사 부위에서 감염이 발생할 가능성이 있지만, 이는 철저한 위생 관리를 통해 최소화할 수 있다. 시술자는 항상 감염 예방에 만전을 기해야 하며, 위생적인 주사 기법과 철저한 소독을 통해 이러한 위험을 줄일 수 있다. 저자의 경우, 감염 사고가 발생한 적은 없었으나, 항상 조심하여 안전한 환경에서 시술을 진행하는 것이 중요하다.

프롤로 치료의 안전성 연구: 미국 캘리포니아에서 프롤로 치료를 시행하는 다수의 의사들을 대상으로 합병증 발생 여부를 조사한 결과, 포도당만을 사용하여 시술한 프롤로 치료에서는 합병증이 거의 보고되지 않았다. 이는 포도당을 사용한 프롤로 치료가 비교적 안전하며, 심각한 부작용 위험이 낮다는 점을 뒷받침한다.

프롤로 치료 비용 비싸지 않을까?

　프롤로 치료 비용은 지역별, 시술자의 경험, 치료 시 어떤 약을 같이 사용하는지, 프롤로 치료 외에 기타 치료 계획 등이 포함되는지 등 여러 요인에 따라 달라질 수 있다. 특정 사례의 프롤로 치료 비용에 대한 정확한 정보를 얻으려면, 해당 의료진 또는 클리닉과 직접 상담하는 것이 가장 좋다.

　미국 기준으로, 일반적으로 프롤로 치료 1회 비용은 회당 약 150~800달러22만~116만 원에서 2,000달러290만 원 이상까지 지역과 의료기관에 따라 차이가 다양하다. 국내 프롤로 치료 비용에 대해서는 병원마다 차이가 크며, 시술 부위나 병원 정책에 따라 비용이 달라질 수 있으므로 정확한 비용은 개별적으로 확인하는 것이 필요하다. 필요한 치료 횟수는 환자의 상태와 질환의 중증도에 따라 다르며 상담비, 진단검사비, 추가 비용 등이 발생할 수 있다.

프롤로 치료는 건강보험의 적용을 받지 않는 비급여 항목이지만, 실손의료보험을 통해 보상받을 수 있다. 실손보험은 비급여 항목에 대해서도 보장을 제공하므로, 프롤로 치료 시 발생하는 비용을 청구할 수 있다. 다만, 보험사의 약관과 보장 범위에 따라 보상 한도와 조건이 다를 수 있으므로, 치료를 진행하기 전에 가입한 보험사의 약관을 확인하거나 상담을 통해 정확한 정보를 얻는 것이 중요하다.

또한, 치료를 받기 전에 의료진과 치료 비용 및 보험 적용 여부에 대해 미리 논의하는 것이 좋다. 의료진은 치료 비용에 대한 자세한 정보를 제공하고, 가능한 치료 옵션을 설명하는 데 도움을 줄 수 있다. 이렇게 미리 정보를 얻으면 예상치 못한 비용 부담을 줄이고, 치료 계획을 세우는 데 도움이 될 것이다.

프롤로 치료는 얼마나 자주,
얼마나 오랫동안 받아야 할까?

치료 간격과 횟수: 프롤로 치료의 간격과 횟수는 환자의 상태에 따라 달라지며, 이는 치료 효과와 회복 속도에 중요한 영향을 미친다. 병원 방문 횟수는 일반적으로 1~2주일에 1회씩 치료하는 방법이 있다. 환자 상태에 따라서는 더 시간을 두고 4~6주 간격으로 치료하는 경우도 있다. 증상이 심하거나 급성부상, 스포츠 손상같이 빠른 치료가 필요한 경우에는 더 자주 치료를 고려할 수도 있다.

치료 횟수는 환자의 상태에 따라 크게 달라질 수 있다. 일반적으로는 3~6회 정도의 치료가 필요하다고 할 수 있지만 일부 환자는 1~2회 치료만으로 완전히 호전되는 경우도 있고 다른 환자들은 10~20회 이상의 치료가 필요한 경우도 있다. 예를 들어 어깨 통증으로 내원하는 환자의 경우, 단순히 어깨의 문제뿐만 아니라 목, 팔꿈치, 손목, 척추 등 여러 부위의 문제가 동반되는 사례가 많다.

허리 통증을 호소하며 내원하는 환자들의 경우도 상당수는 단순히 허리 문제에 국한되지 않고, 골반, 다리, 무릎, 발, 발목 등 여러 부위의 문제가 동반되는 경우가 많다. 실제로 한두 군데만 통증을 느끼는 경우보다 다양한 부위에서 동시에 통증을 경험하는 사례가 더 흔하며, 특히 연령이 높아질수록 이러한 경향이 두드러진다. 통증 치료는 단순히 증상을 완화하는 데 그치지 않고, 환자가 통증으로부터 충분히 해방되었다고 느낄 때까지 지속적인 관리와 치료가 필요하다.

맺는말 —

  의학을 배우고 다양한 치료법을 익히는 과정을 통해 저자는 끊임 없이 '참된 치료'란 무엇일지 고민해왔다. 프롤로 치료를 오랜 시간 시행하면서 '올바른 치료'의 본질이 무엇인지 한층 깊이 이해하게 되었다. 저자가 생각하는 '참된 치료'는 다음의 몇 가지 요소를 포함한다.

  1. **효과적인 결과:** 진정한 치료는 문제 해결과 증상 완화에서 확실한 효과를 보여야 한다. 이는 객관적인 건강 지표뿐만 아니라 환자가 스스로 느끼는 삶의 질 향상도 중요한 기준이 된다.
  2. **개별적인 접근:** 각 개인의 건강 상태, 증상, 생활 방식, 가치관은 모두 다르다. 참된 치료는 이러한 개별적 요소를 존중하고, 개인의 필요와 상황에 맞춰진 맞춤형 접근을 지향해야 한다.
  3. **전체적인 건강 증진:** 참된 치료는 단순히 증상을 완화하는 데 그치지 않고, 신체적, 정신적, 감정적 건강까지 아우르는 전인적 접근

으로 환자의 전반적 웰빙을 목표로 삼아야 한다.

4. 안전성: 모든 치료는 기본적으로 안전해야 하며, 치료 과정에서 환자에게 해를 끼치지 않도록 최선을 다해야 한다.

이렇게 볼 때, '참된 치료'는 단순히 질병을 없애거나 증상을 완화하는 것을 넘어서, 환자의 전반적인 삶의 질을 향상하는 것을 목표로 한다. 그 과정에서 환자의 개인적인 상황과 가치를 존중해야 한다. 이 치료란 내 가족 혹은 나 자신에게 적용할 정도로 믿을 만하고 효과적이며 부작용이 없는 치료일 때 '참되다, 진실되다, 믿을 만하다'라고 할 수 있다.

지난 20여 년간 프롤로 치료를 배우고 직접 맞아보고 효과를 느끼고 환자들에게도 주사를 통해서 어떻게 좋아지는지 보았고 그분들이 소개해서 다른 환자들이 찾아온다. 또 우리 가족들, 친척들, 친구들에게 주사를 해보고 느낀 결론은 이 치료야말로 참된 치료가 아닌가 생각된다. 의사들이 의사 자신, 가족, 의사 동료들에게 맞으라고 얘기할 수 있는 치료. 이런 치료라면 의심할 필요가 있을까? 프롤로 치료가 많이 보급되어 고통받는 많은 환자분에게 도움이 되기를 바란다.

환자는 의사의 영원한 스승

2000년 당시, 프롤로 치료를 처음 배우고 얼마 지나지 않아 병원을 찾은 65세 어르신. 사랑스러운 손자를 안아주고 싶었지만, 허리 통증 때문에 그럴 수 없어 힘들어하셨던. 그러나 몇 차례 프롤로 치료를 받으신 후 몇 개월 뒤 다시 병원을 찾으셨을 때, "그때는 손자를 안아주고 싶어도 못 안았는데, 이제는 손자보다 더 무거운 것도 거뜬히 들 수 있다"라고 말씀하셨다. 당시에는 지금처럼 수만 명을 치료해본 경험이 없었기 때문에, 이런 환자분들의 긍정적인 반응이 기억에 강하게 남았고, 지금도 잊을 수 없다.

'이 치료가 정말 대단하구나. 내가 배운 대로 했더니 이렇게 효과가 나타나는구나.' 이런 깨달음이 생겼고, 이러한 경험을 나눠주신 환자분들이 한두 분이 아니었다. 치료를 할수록 환자들이 기대 이상의 변화를 보이며 호전되었다. 물론, 마술처럼 즉각적인 효과가 나타나는 것은 아니었고, 초기에는 주사를 맞고 '아프다, 힘들다, 멍들었다, 왜 안 낫냐, 언제 좋아지냐' 같은 하소연을 많이 듣기도 했다. 이런 반응을 매번 접하는 것은 결코 쉬운 일이 아니었다.

그러나 시간이 흐르면서, 치료 후 5년, 10년, 15년이 지나도 통증이 재발하지 않는다는 환자들의 이야기를 듣게 되면서, 이 치료의 효과와 가치를 알리고자 책을 써야겠다는 결심이 생겼다. 이런 결심이 매년 축적되어 드디어 책을 출간하게 되었다. 지금은 조금 늦은 감이 있지만, 무엇보다도 치료 초기에 중요한 깨달음을 주신 환자분들께 진심으로 감사의 마음을 전하고 싶다.

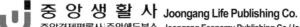

중앙생활사 Joongang Life Publishing Co.
중앙경제평론사|중앙에듀북스 Joongang Economy Publishing Co./Joongang Edubooks Publishing Co.

중앙생활사는 건강한 생활, 행복한 삶을 일군다는 신념 아래 설립된 건강·실용서 전문 출판사로서
치열한 생존경쟁에 심신이 지친 현대인에게 건강과 생활의 지혜를 주는 책을 발간하고 있습니다.

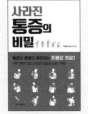

사라진 통증의 비밀

초판 1쇄 인쇄 | 2025년 5월 10일
초판 1쇄 발행 | 2025년 5월 20일

지은이 | 박승회(SeungHoi Park)
펴낸이 | 최점옥(JeomOg Choi)
펴낸곳 | 중앙생활사(Joongang Life Publishing Co.)

대   표 | 김용주
기   획 | 백재운
책임편집 | 이상희
본문디자인 | 박근영

출력 | 영신사 종이 | 에이엔페이퍼 인쇄·제본 | 영신사

잘못된 책은 구입한 서점에서 교환해드립니다.
가격은 표지 뒷면에 있습니다.

ISBN 978-89-6141-332-9(03510)

등록 | 1999년 1월 16일 제2-2730호
주소 | ㊂ 04590 서울시 중구 다산로20길 5(신당4동 340-128) 중앙빌딩
전화 | (02)2253-4463(代) 팩스 | (02)2253-7988
홈페이지 | www.japub.co.kr 블로그 | http://blog.naver.com/japub
네이버 스마트스토어 | https://smartstore.naver.com/jaub 이메일 | japub@naver.com
♣ 중앙생활사는 중앙경제평론사·중앙에듀북스와 자매회사입니다.

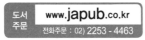

도서
주문

www.**japub**.co.kr
전화주문 : 02) 2253 - 4463

https://smartstore.naver.com/jaub
네이버 스마트스토어

중앙생활사/중앙경제평론사/중앙에듀북스에서는 여러분의 소중한 원고를 기다리고 있습니다. 원고 투고는 이메일을
이용해주세요. 최선을 다해 독자들에게 사랑받는 양서로 만들어드리겠습니다. **이메일** | japub@naver.com